《科学传奇——探索人体的奥秘》系列丛书

探秘死亡的真相

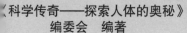

《科学传奇——探索人体的奥秘》
编委会　编著

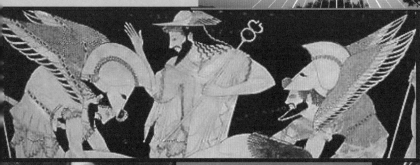

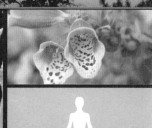

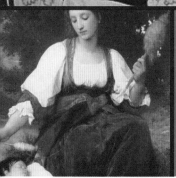

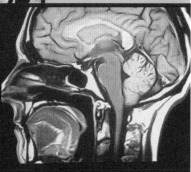

西南交通大学出版社
·成都·

图书在版编目（ＣＩＰ）数据

探秘死亡的真相/《科学传奇——探索人体的奥秘》编委会编著. —成都：西南交通大学出版社，2015.1

（《科学传奇：探索人体的奥秘》系列丛书）

ISBN 978-7-5643-3554-0

Ⅰ. ①探… Ⅱ. ①科… Ⅲ. ①死亡－普及读物 Ⅳ. ①R339.3-49

中国版本图书馆 CIP 数据核字（2014）第 266876 号

《科学传奇——探索人体的奥秘》系列丛书

探秘死亡的真相

《科学传奇——探索人体的奥秘》编委会　编著

责 任 编 辑	吴明建
助 理 编 辑	姜锡伟
图 书 策 划	宏集浩天
出 版 发 行	西南交通大学出版社 （四川省成都市金牛区交大路 146 号）
发 行 部 电 话	028-87600564　028-87600533
邮 政 编 码	610031
网　　　址	http://www.xnjdcbs.com
印　　　刷	三河市祥达印刷包装有限公司
成 品 尺 寸	170 mm×240 mm
印　　　张	14.5
字　　　数	235 千字
版　　　次	2015 年 1 月第 1 版
印　　　次	2017 年 8 月第 4 次
书　　　号	ISBN 978-7-5643-3554-0
定　　　价	28.00 元

前言

我们从何处而来，我们将去向何处？

这是一个很古老的问题，在我们人类不长不短的历史中不断会有人问起。无论是出于对自我认识的需要，还是一种单纯的好奇，我们都会在某个时刻对我们一直习以为常地经历着的生命产生这样的疑问。

不仅是精神上，对承载我们精神的肉体，我们也是一样，提出同样的问题，充满着同样的好奇——在很多时候，甚至还带着一份朴实的敬畏。

我们是怎么从虚无的天地中被孕育，我们又会怎么回归这片无穷无尽的世界？

对于出生，我们常常是带着一份雀跃和欢喜，但是对于逝去，我们却怀着太多的不甘和畏惧。

人类不是万物之灵，就像地球不是宇宙的中心一样。我们和这个世界上的所有生物一样，都不过是这个服从铁一样物理法则的物质世界的一个过程体。我们的生命，我们的身体，完全服从这样一个过程。对于我们来说，能量完全汇聚和释放于我们的青春期，然后我们步入衰老，逐步走向死亡。

衰老乃至死亡的旅途漫长而短暂，具有年轻时代无法领会的风景。一颗安详的心灵可以在这段路上得到别处无法获得的释放和解脱。当我们

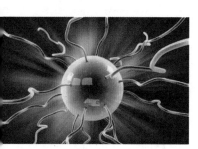

不是试图去对抗和改变这个世界的规律，而是津津有味地去体会和感觉这个世界的规律是怎么在我们身上发挥作用时，我们会发现自己正在进行的这段路径有着别样的风景。

如果年轻时是在全力地奔跑，那么现在就是在悠闲地漫步。

如果年轻时是一杯劲力霸道的伏特加，那么现在就是一小杯在我们舌尖反复品味的干邑。

如果年轻时是为了体会生命的神奇，那么现在就是在思索生命的意义。

沉睡之路绝对不是恐惧之路，也不是无奈之路。死亡是生命的重要组成部分，没有死亡的生命是不完整的生命。

为了让人们了解我们生命是如何一点点走向最后的归宿，了解我们生命中重要如此的一个环节是怎样发生和进行着，让我们知道在每日纷繁工作和生活的表象下，我们的身体正在进行着怎样悄无声息却又脚步坚实无法阻挡的改变，本书编辑策划了此书。

本书以功能器官为中心线索，详细阐述了脑（神经系统），眼耳鼻器官等感觉系统，心肺循环系统，消化系统，内分泌系统，免疫系统等身体中重要的器官系统在我们一步步走向衰老时所发生的生理、病理、病理－生理变化、容易发生的疾病。本书立足翔实的医学和生物学知识，深入浅出地揭示了衰老表象本质。同时，本书中插入大量生动有趣的小知识和实用简单的小贴士，让读者在阅读后不仅能够得到趣味的享受，而且能够学到很多实用的知识。

本书以祖孙之间的对话为线索展开，语言生动，既可以作为青少年的知识读物，也可以作为成年人的健康小贴士，更可以作为老年人的保健指南。

我们相信，这本书一定会得到您和您家人的喜欢。

序章
星空下的对话

自从飞飞死去之后，罗兰医生就觉得孙女菲菲有一些不对劲。飞飞是菲菲从小养到大的一条迦南狗。七岁的它已经接近自己的寿命极限了，年轻时的剽悍健壮被老态龙钟所替代。它不再喜欢快活地跑来跑去，一天到晚只会懒洋洋地趴在客厅的地板上。只有在菲菲回家的脚步声传来时，它才缓缓起身低低地招呼几声，然后走过去趴在菲菲脚下闭上眼睛享受抚摸和挠痒。一个月来，飞飞总是睡觉，就连菲菲回家也不再激起它的反应。一个晚上飞飞突然爬起来，一反常态精神地绕着屋子跑了好几圈，然后舔了舔菲菲的手后独自出了家门。那一夜，飞飞没有回来。第二天罗兰医生和菲菲在树林深处找到了已经静静死去的飞飞。它的神情很安详，就像只是睡去。

飞飞离开后，平时活泼到极点一刻也不肯安静的菲菲，常常安安静静地坐在窗台前，双手撑着脸，一言不发地看着远方。看起来，菲菲好像不仅在想念飞飞，更是在思考什么问题。

这是因为这孩子第一次接触到死亡吧，罗兰医生在心里想。她还不知道在习以为常的生活下，岁月是怎样悄悄地改变着我们身体的。看到飞飞从威武雄壮的大狗变成喜欢趴在火炉边的瞌睡虫，从上个月还会随着一声口哨慢悠悠地走到自己身边蹭来蹭去到几天前的晚上安静地走到树林中死去，她的确会觉得茫然和恐惧吧。未知，往往是恐惧的源泉，而恐惧又常常让人误入歧途。或者我应该和菲菲讲点什么，罗兰医生暗暗在心中计划着。

几天后的一个晚上，和往常一样，晚饭后，罗兰牵着菲菲的手到田野里散步。黑夜中的稻田，满是虫儿们的欢唱，远处间或传来清脆的狗叫。明亮星空之下，一丝雾气在远方悄悄升起。

罗兰医生正在考虑怎么开口，菲菲先说话了：

"爷爷，飞飞是死了吗？"

"是的，孩子。"

"它为什么会死呢？"

"因为它太老了。"

"老了就会死吗？"

"是的，孩子。"

"你也老了吗？"

"是的，孩子。"

"那你会死去吗？"

"嘿嘿，当然，我的孩子。"

"像飞飞那样有一天突然就不再醒来了吗？"

"差不多吧。"

"那你是什么时候死呢？嗯，会是今天吗？"

"呵呵，不是。"

"那会是明天吗？"

"呵呵，也不会的。"

"那你什么时候死去呢？"

"等我走完一段路，孩子。"

"路？什么路？"

"呵呵，一条长长的路，一段每个人都要走过的路，一段有着各种风景的旅途。一路上，有智慧，有恐惧，有依恋，有无奈，也有安详。嗯，也许，我们可以叫它死亡之旅。"

"死亡之旅？"

"对，呵呵，死亡之旅，坦然走向死亡的旅程。来，坐到我的膝盖上，爷爷慢慢说给你听。"

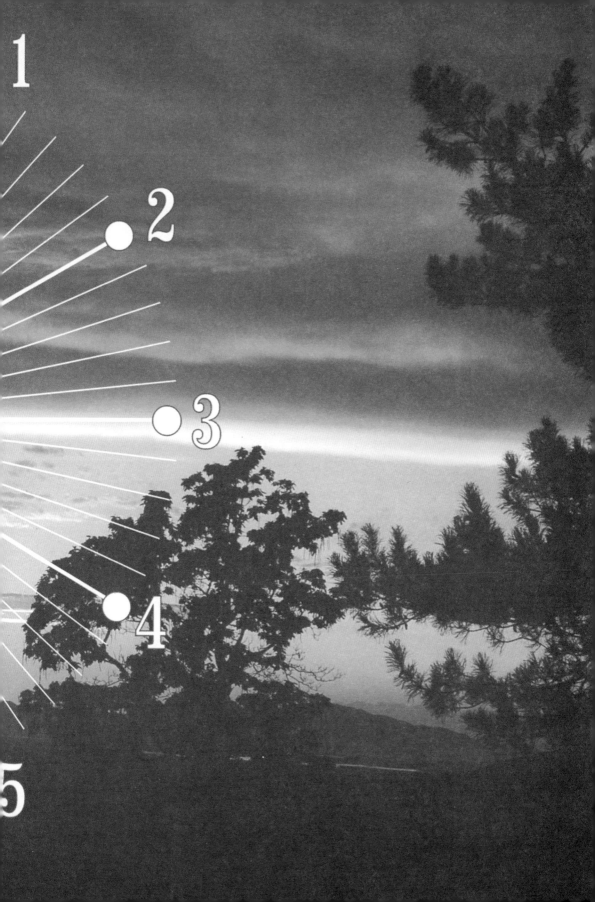

目录

Contents

Contents

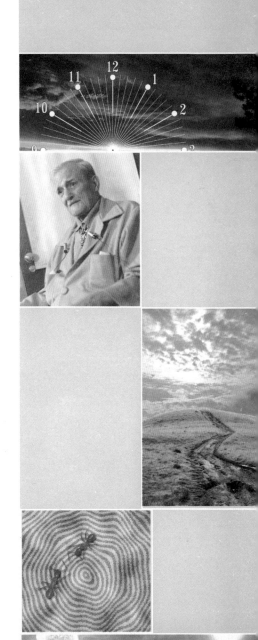

第4章

不休的铁匠二人组 /81

目录

Contents

Contents

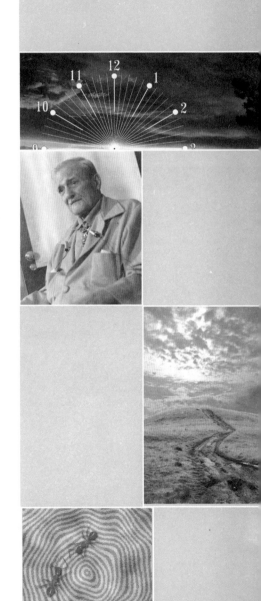

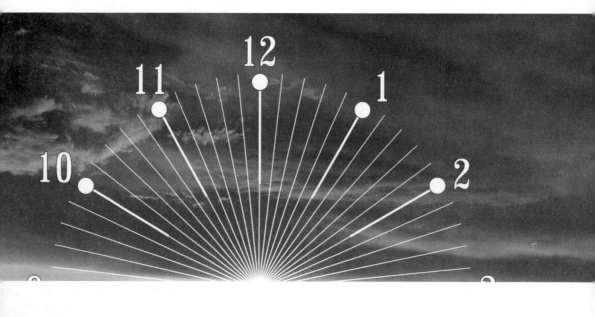

PART1

第 1 章

岁月年轮

年龄永远是所有天才最大的噩梦。和额头上的皱纹一样，时间在我们的脑中也留下了痕迹。日复一日的消耗和废物积累，像是一曲越来越轻柔的摇篮曲，哄着曾经活力四射、激情飞扬的头脑慢慢地闭上眼睛，沉沉睡去。

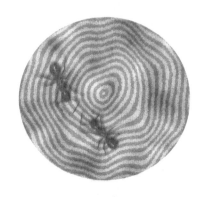

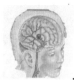

DANAO ZAI "SUOSHUI"

大脑在"缩水" >>

年龄永远是所有天才最大的噩梦。和额头上的皱纹一样，时间在我们的脑中也留下了痕迹。日复一日的消耗和废物积累，像是一曲越来越轻柔的摇篮曲，哄着曾经活力四射、激情飞扬的头脑慢慢地闭上眼睛，沉沉睡去。

在我们觉得精力最充沛的时候，也就是十八九岁的年纪，正是我们大脑的质量最重的时候。这时候的大脑可以达到1600g左右。呵呵，这个时候，很

※ 日复一日的消耗和废物积累，像是一曲越来越轻柔的摇篮曲，哄着曾经活力四射、激情飞扬的头脑慢慢地闭上眼睛，沉沉睡去。这一刻，我们仿佛是回到了孩提时代……

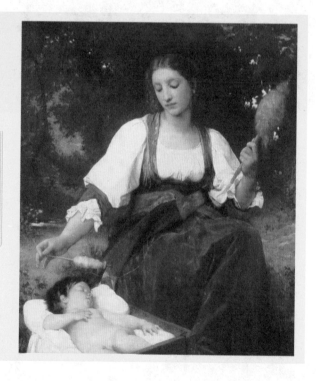

多年轻人的颅骨体积也发育到一个巅峰，配上尚还单薄的身体，看起来分外显眼。爷爷那时候就被人叫作大头，呵呵。

到了中年以后呢？在 45 岁以后，由于神经细胞的变性和胶质的增生，脑的质量逐渐变轻（这个时候看起来比较显眼的就是我们的肚子，而不是脑袋了）。等到六七十岁时，脑的质量就减得只有 1200~1300g 了。一方面，这是由于神经原细胞中的水分减少；另一方面，这也是由于大脑皮质、海马、小脑等部位的神经细胞明显减少，70 岁后老年人神经细胞总数减少 45%。这个时期，大多数人的脑会有不同程度的萎缩。如果你有透视功能的话，你一定会看着我倒吸一口气，然后说："爷爷，你的大脑好似一颗核桃仁哦。"但是呢，这种脑萎缩和智力下降之间的关系不是绝对线性的。爱因斯坦的大脑就被发现有很明显皱缩的现象，但这显然无法阻挡爱因斯坦智慧的光芒。老年爱因斯坦大脑的质量只有 1230g，低于男人的平均值，并不出众（相比之下数学王子高斯的大脑就比较符合我们对天才的期望，重 1492g，比平均值稍高）。但是，亲爱的菲菲，这并不妨碍爱因斯坦以睿智老人的形象出现在世人面前。至少在他晚年，以色列总理古德里安对他抛出以色列总统之位时，他老人家还有足够的智慧机警地摇晃他那卓尔不群的脑袋。另外，值得一提的是，女性在衰老后，脑质量普遍比男性轻 100g 左右，但是女性中也不乏老年智者的存在。

尽管人的大脑会随着年龄而萎缩，但实体体积的缩小并没有太影响脑的总体体积，因为老人的脑

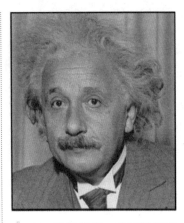

※ 爱因斯坦。爱因斯坦死后，他的大脑被哈维医生取出进行了多方位的研究。

科学家发现跑步能延长脑细胞存活时间

美国索尔克生物研究所的科学家日前发现，跑步运动提高了实验室中试验鼠脑细胞的存活时间。

该研究所教授卡萝尔·巴洛说："研究结果表明，运动，尤其是跑步运动，可以推迟一些破坏神经细胞疾病的发病时间和延缓其发病过程。"研究人员还指出，跑步的距离与脑细胞增长数量直接相关。

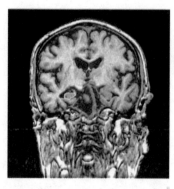

※ 脑萎缩的 CT 图，白线表示脑萎缩引起的脑室空腔扩大。

研究发现压力太大容易引发脑萎缩

有研究显示，像氢化可的松等压力激素，不仅会增加心脏病与其他病痛的风险，还会使大脑缩小。

该项研究还发现，当年轻人与儿童的氢化可的松含量出现短暂的、暂时性的增加时，虽然会影响思考与记忆能力，但是这些损害是暂时性的，可逆的。所以，对暂时的压力，不必大惊小怪。然而，如果压力成为生活的一部分，就应当尽快解决这一问题。比如，那些生活在贫困家庭里的孩子，其体内压力激素的平均含量比其他孩子要高。压力要及时排遣和舒解，否则不利于孩子大脑的健康发育。

室——人脑中的空腔（参见本系列人体漫游中"大脑"一章）——也在随着年龄的增长而变大。从 60 岁老人的影像学检查中可以看到其脑室有轻微的扩大，到了 70 岁就扩大得很明显了，90 岁的时候人们的脑室已经比年轻时扩大了 3~4 倍。

不过呢，导致脑萎缩的神经细胞脱失并不是各处都一样的。有的地方的脑细胞比较不经用，或者是平时工作太繁忙，所以消耗得要快那么一点点。像大脑的额上回、颞上回——也就是主要管我们感觉、语言的区域，还有对我们平衡性协调性作用很大的小脑，管我们学习记忆的海马，管我们自主呼吸和心跳的脑干，这些地方的神经细胞是"磨损"得最多的。特别是小脑，萎缩得尤为厉害。所以老年人的运动能力下降得也尤为明显。但是呢，大自然在创造我们人类的时候，也预料到了这一天。造物主想我辛辛苦苦把人造出来，不能一上 60 就全部报废吧。所以，他在我们的脑中放入了大大多于平时需要的细胞作为后备。这样一个细胞倒下去，又一个细胞冲上来，前仆后继，不让重要岗位缺人，嗯，错了，是缺细胞。

另外，脑中细胞的大量脱失和自身的变性，让分布整齐、疏密有序的神经元纤维也起了变化。这些家伙们相互融合、增粗、扭曲、断裂，还形成特征性的缠结。从显微镜下看去，就像是原本精神漂亮的神经细胞一个个长了一口乱糟糟的长胡子。这些长胡子的老公公们在脑中相互争夺地盘，有的喋喋不

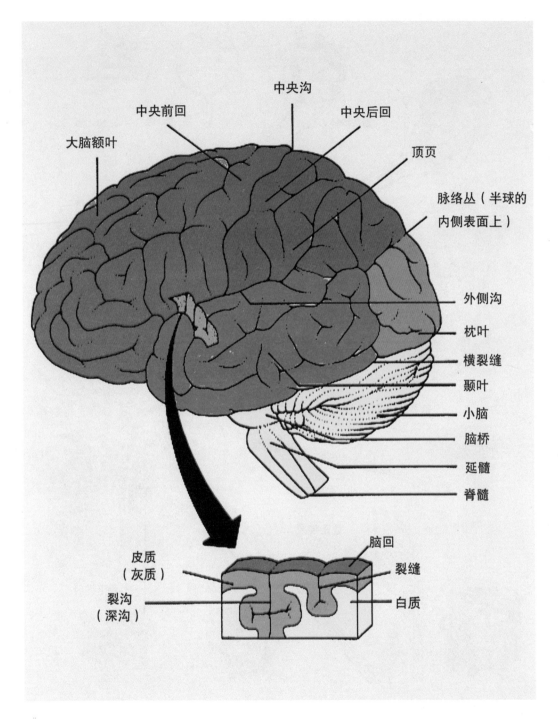

中央沟

中央前回

中央后回

大脑额叶

顶页

脉络丛（半球的
内侧表面上）

外侧沟

枕叶

横裂缝

颞叶

小脑

脑桥

延髓

脊髓

皮质
（灰质）

脑回

裂缝

裂沟
（深沟）

白质

※　大脑结构图。

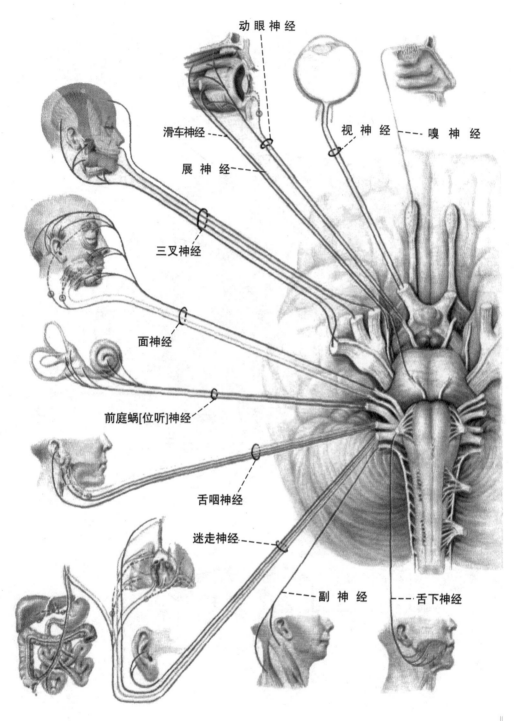

动眼神经

滑车神经

展神经

视神经 --- 嗅神经

三叉神经

面神经

前庭蜗[位听]神经

舌咽神经

迷走神经

副神经 --- 舌下神经

※ 脑神经示意图。神经纤维负责传送神经电冲动，让我们的大脑和脊髓发出的指令可以到达和控制全身。

休地挤成一团；有的彼此看不顺眼，离而远之。于是本来整齐有序的脑分层结构也变得凌乱起来。这可就苦了原来在大脑中传递顺畅的神经电生理信号了，错误的亚细胞结构导致错误的神经递质的传递和接受。于是，脑中的信息传递就开始有些乱套了。这就像一个平时轻车熟路的北京邮递员，原本沿着长安街宽敞通顺的大道送信，又快又准，样样门儿清。没想到，突然一夜醒来发现他自己被空投到了非洲某国的一个郊区，道路极端复杂，大街小巷穿插混杂，随处可见占道建筑，能让人一年半载找不到北。你说在这种情况下，这个邮递员还能保质保量地送信吗？呵呵，当然不能咯。这个事情在宏观上的反映，就是老年人的脑子反应速度慢了，常常还会出错。

※ 神经元示意图。周围树枝样的伸出就是神经细胞的轴突和树突。

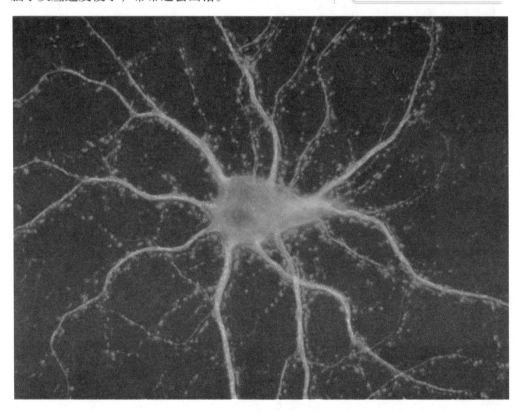

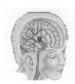

岁月留下的"烙印" >>

※ 山上的大树都是有年轮的，过一岁长一圈。在人脑中也有岁月留下的年轮。

"过劳死"十大信号

1. "将军肚"早现。
2. 脱发、斑秃、早秃。
3. 频频去洗手间。
4. 性能力下降。
5. 记忆力减退。
6. 心算能力越来越差。

你知道，山上的大树都是有年轮的，过一岁长一圈。你又知不知道在人脑中也有岁月留下的年轮啊，呵呵。在人脑细胞中年轮有好几种，最典型是脑细胞中一种叫脂褐素的沉淀。它又叫老年色素，呵呵，不要和脸上的老年斑弄混哦。不过它们产生的原因倒是基本一样：都是随着年龄的增大，细胞内过氧化物酶消灭体内有害物质的能力下降，从而使得体内一种叫自由基的有害物质（可以氧化不饱和脂肪酸进而损伤细胞功能的有害物质）数量增加。于是大量的不饱和脂肪酸被自由基氧化成脂褐素，然后堆积沉淀，形成我们看得见的脸上的老年斑和我们平时看不见的脑袋里的老年色素。

这种物质多聚积在神经细胞浆里面，和神经中的 RNA 的含量呈负相关的关系。呵呵，就是说脂褐素越多，脑中的 RNA 含量就越少。而 RNA 是产生脑细胞生物功能基本单位的蛋白质必需的原料之一。所以说脂褐素的增多直接意味着细胞蛋白质合成的减少，也就是意味着细胞功能的减弱。不过让人遗憾的是，现在年轻人的不健康生活方式，使得在年轻人脑中发现大量这种物质的报道也屡见不鲜。

这还不是最关键的，最关键的是这种物质分布的位置非常刁钻。脂褐素分布的位置常见于中央前回神经细胞、海马、脑干和脊髓的运动核团、红核、苍白球、外侧膝状体、小脑齿状回等区域。这种分布不得了哦。中央前回是大脑思维和感知的主要发生地，海马关系到人的空间定位和学习记忆能力，脑干管着呼吸和心跳等人的基本生命活动，而后面的脊髓的运动核团、红核等等都是对人运动平衡能力非常重要的调控中枢。你看，脂褐素的分布区域覆盖了几乎所有最重要的神经功能区，所以它的大量广泛出现是神经系统全面衰老的标志。最要命的是，这种物质还不甘于老老实实做一个标志物，它本身对细胞就有一定的

7. 做事经常后悔，易怒、烦躁、悲观，难以控制自己的情绪。

8. 注意力不集中，集中精力的能力越来越差。

9. 睡觉时间越来越短，醒来也感到不解乏。

10. 经常头疼、耳鸣、目眩，检查也没有结果。

具有上述两项或两项以下者，则为"黄灯"警告期，目前尚无担心。具有上述 3~5 项者，则为一次"红灯"预报期，说明已经具备"过劳死"的征兆。6 项以上者，为二次"红灯"危险期。

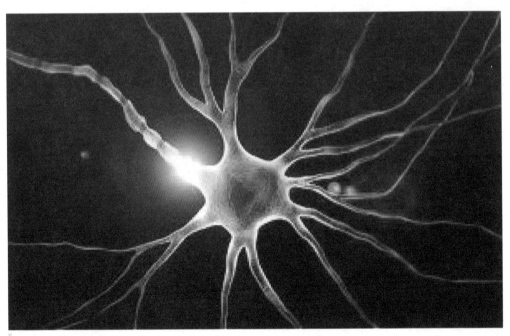

※ 神经细胞。

动手做"手操"防老年痴呆

中老年人，经常活动手指关节和刺激手掌有助于预防老年痴呆症的发生，原因是手和大脑关系密切。如能每天坚持做"手操"，改善手的血行，将有助于大脑血流通畅，既能健脑又可以预防老年痴呆的发生。

●将小指向内折弯，再向后拔，做屈伸运动10次。

●用拇指及食指抓住小指基部正中，揉捏10次。

●将小指按压在桌面上，用手反复刺激之。

●双手十指交叉用力相握，然后突然猛力拉开。

●刺激手掌中央（手心），每次捏掐20次。

●经常揉擦中指尖端，每次3min。

每天可在上述方法中选择2~3种交替使用。平时，要尽量利用各种机会活动手指。

毒性。当脂褐素增加到一定程度就会导致细胞的萎缩与死亡。这就好像一个城市如果常年不清理垃圾，终会被堆积如山的废物所填满，成为一座荒芜之城一样。

刚刚我们说脂褐素和脸上的老年斑的产生是同本一源的。呵呵，说老年斑，老年斑到。另外一种脑中的年轮正好也叫老年斑。不过它是由大量变性的神经元突起形成的斑块，直径为 $5\sim20\,\mu m$，在用含银成分的染料染色的时候可以显色。30岁时，个别正常人脑内就可以见到它们。随着年龄的增大，它们越来越多，到了70岁时，几乎65%的正常脑中都可以见到这样的结构。和它差不多的是另一种叫平野小体的斑纹。平野小体是一种长 $10\sim30\,\mu m$，宽 $8\sim15\,\mu m$ 的圆形或指状小体，可以被染料染成红色。它们也是大量出现在老年人脑中，75%的正常老年人脑中可以看到这种改变。

不过最像人脑年轮的还是一种叫马氏小体的物质。这种物质可以被染成红色，从人的二十岁开始出现在脑中，然后在漫长的岁月中它们一丝

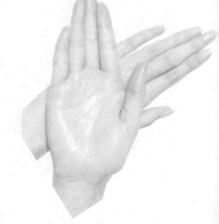

不苟地随着年龄而成比例地增加，所以现在这种物质也在医学上被作为老龄脑地判别标准。一般要是在脑中看到大量的这种物质，临床上就认为这个人脑已经严重老化了。不过让人遗憾的是，现在人的不健康生活方式，使得年轻人脑中发现大量这种物质的报道也屡见不鲜。

另外还有一些其他的物质在脑细胞中出现，像是淀粉样小体、类淀粉样小体、神经轴索球状体等，稀奇古怪，不足而论。不过呢，它们都有一个共同的特点。呵呵，对的，你猜得不错，它们和上面几种东西都一样，都是脑细胞中各种废物的堆积沉淀或者是细胞变性后的特殊形态。

你看这么多的废物堆积在脑细胞中，人脑也就慢慢地不灵活起来。脑血流量越来越少，必需的蛋白质和神经递质的合成越来越满足不了需要。于是各种毛病就出来了，胆碱乙酰转移酶、乙酰胆碱酯酶水平的下降让有的人得了老年痴呆；多巴胺的下降让有的人得了帕金森病——嗯，对，就是让拳王阿里在点奥运圣火时手抖来抖去的那个病。

※ 手操。

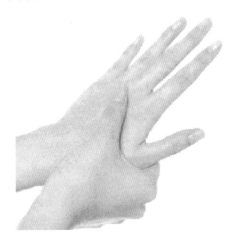

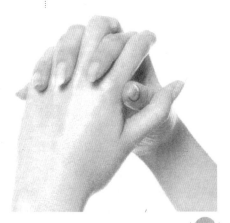

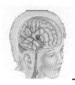

ZHIMING DE GUANDAO

致命的管道 >>

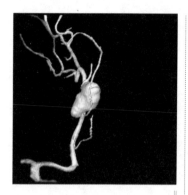

※　脑血管瘤三维示意图。

脑血管意外家庭急救五个注意

1. 注意保持镇静，并立即将患者平卧、千万不要急着将病人送往医院，不可随意移动患者身体，防止加重脑出血。

2. 注意使患者气道通畅，可将其头偏向一侧，以防痰液、呕吐物吸入气管，造成窒息。

3. 注意保持合适体温，迅速松解患者衣领和腰带，

随着我们的日渐衰老，脑中血管的老化也是很明显的。老化的血管就像我们家后院用来浇花的那根橡胶水管一样，呵呵，对的，就是那根天天摆在外面被日晒雨淋得表面裂痕斑斑的水管。老化的脑血管容易出现各种问题，形成医学上所谓的可怕的"脑血管意外"。

脑血管意外大致分为两种。一种是缺血性，一种是出血性。缺血性呢，就好比由于水管老化狭窄，加上水龙头供水动力不足，花儿们得不到足够的水分，于是一旦遇到天气干燥的情况，就会发生干旱致死的情况。同样道理，由于脑血管老化狭窄造成供血不足，使得脑细胞得不到足够的供血而死亡，于是医学上所谓的"脑梗死"就出现了。另一种出血性情况呢，就是说水管的某个部位终于不堪重负，直接爆掉了。呵呵，想起有一年夏天我浇花时遇到爆水管，你咯咯地笑着，在喷出的水雾里穿来穿去。那时候飞飞也还精神，在一边兴奋地跳来跳去。这是一段快乐的时光啊。不过呢，脑中的血管爆掉了可不是一件好玩的事情。脑中的血管出血多见于50岁以上的高血压病人，指由于动脉壁变性或破裂，大量的血渗

入脑内的现象。这时候病人往往突然剧烈头痛、眩晕、呕吐和偏瘫，短时间内意识模糊而进入昏迷状态。病人昏迷时面色潮红，呼吸深重且带鼾声，皮肤潮湿，口角歪斜。有的病人还伴有失语。要是出血部位不在脑中，血液进入脑室或穿破皮层到达人脑和人脑外面包裹的蛛网膜之间的腔隙，即蛛网膜下腔中，则统称为蛛网膜下腔出血。蛛网膜下腔出血一般不会有先兆，病人会突然觉得头非常痛，然后觉得自己脖子发僵，同时恶心呕吐，而且觉得浑身都不舒服，尤其是觉得背和腿很疼。这个时候的病人烦躁不安，紧闭双目，怕光、怕声，少语，拒搬动。严重时会在短时间内进入昏迷状态，如果不及时抢救，常常会出现猝死的结局。

呵呵，不要怕，这种病不是每个人都会得的。

一般出现蛛网膜下腔出血的人都相对年轻，处于40~50岁之间。另外，这种疾病是需要先天性的动脉瘤或者血管畸形作为内因的。

言归正传，由于大脑中纹状体和脑干部血管分布相对稀少，不像其他部位血管的供血区域相互重叠，就算某些血管出了问题，脑细胞还可以从其他的血管中得到一定的营养。而且这里的血管比较粗，一旦有事很难止血。所以这两个地方在发生出血后都非常危险。轻者导致老人的运动能力下

保持室内空气流通，天冷时注意保暖，天热时注意降温。

4. 注意止血。可以用冷毛巾覆盖患者头部，因血管在遇冷时收缩，有利于减少出血。

5. 注意送医时保持平稳。在患者病情稳定后，迅速送往附近有条件的医院，车辆应尽量平衡行驶，以减少颠簸震动；同时将患者头部稍稍抬高，并随时注意观察病情变化。

※　大脑中一个叫纹状体的区域。

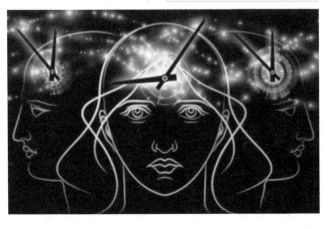

中风正向年轻人袭来

中风病通常发生在 50 岁以上的中老年人中，40 岁以下者鲜见。但近些年来，它的发病年龄有年轻化的趋向。医学研究表明，这可能与下列因素有关：

一是饮食结构从素食为主变成现在的荤食为主，大量动物性脂肪的摄入导致动脉硬化的发生趋早。

二是现代年轻人普遍压力变大，神经系统长期处于紧张状态，造成高血压病的发生增多，趋早。随着脑动脉硬化和高血压的趋早，中风也趋向年轻化。

此外，中风患者越来越年轻也可能与当今环境污染加剧、青少年吸烟率升高、青少年肥胖和糖尿病的增多有关。

※ 脑血管意外，饮酒、过劳、过于兴奋是它们的诱因。因此，脑血管病人一定要尽量避免饮酒。

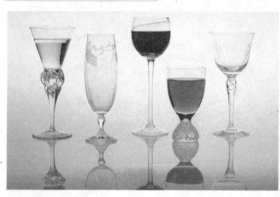

降、出现偏瘫等，重者可以直接导致猝死。

这些疾病一般不会无缘无故地发作，一般饮酒、过劳、过于兴奋是它们的诱因。而且，在脑梗死之前，由于大脑轻度缺氧和二氧化碳积攒，大脑皮质会出现间接性的兴奋，患者往往会出现焦躁不安、兴奋好动的情况。所以要是出现老人在情绪激动或受刺激后觉得头疼，同时伴有兴奋不安、焦躁易怒的情况，一定要警惕。老人外出活动一定要有人陪同，以防止中风时出现晕厥，发生意外。要是老人更进一步出现晕厥或是语言功能障碍，一定要在第一时间想到中风的可能性，马上联系最近的大型综合性医院急诊科。

在这个时候不能为了唤醒患者，随意晃动晕厥者的头部，像电影中那样捧着晕厥者的头左右开弓吭吭狂扇耳光让人清醒的办法更是大忌，这样只会加重脑中的出血，让病情向恶化的方向越走越远。同时，因为不清楚在病人摔倒时有没有并发的骨折，所以摔倒的初期最好不要草率搬动。应该给病人做好保暖，轻轻托起病人后枕部，将患者的头偏向身体一侧，撬开患者牙关，清理口腔中的痰液或是摔倒时舌头被咬伤引起的出血，以防止这些液体倒流入气管引起窒息。在患者的情况，嗯，说得简单点，就是脉搏、心跳稳定些了后（意识有恢复最好），要赶紧用救护车送至最近的综合性大医院。因为要是能在中风早期3个小时之内在医院得到溶栓治疗，可以有效地避免或减轻偏瘫等后遗症。治疗得及时恰当的话，病好后健康如初也不是不可能的。不过可惜的是，好多人还没有认识到中风是急症。最近几年来，很多大规模的临床实验已经证明，3小时内使用溶栓治疗可以取得显著疗效，所以很多医生对患者一遍遍地高喊："千万记住，千万记住，失去时间，就是失去大脑。"不过还有一点要注意的是，除非不得已，不要擅自用私家车送老人去医院。因为私家车上没有救护车的专门设备，如果在途中出现病情变化，无法正确及时地处理。

说到这里，有个问题我要考考你，知道为什么爷爷平时要经常吃鱼吗？不是，不是因为爷爷嘴馋。呵呵，也不对，爷爷属虎，不属猫，再说十二生肖里也没有猫啊。我来告诉你吧，爷爷爱吃鱼是因为在鱼肉中含有很多DHA、EPA，常吃可以有效地防止脑血管意外的发生。呵呵，聪明如你爷爷，要是没有保养好发生什么意外，那将是多么可惜的事情啊。有段时间双料诺贝尔奖得主鲍林广泛宣传大量服用维生素C抗衰老，自己每天也身体力行地服用12g以上。不过考虑到他老哥的诺贝尔奖只是和医学基本不沾边的基础化学奖和和平奖，而且过量服用维生素C会导致腹泻和增加患肾结石的危险，所以我们医学界的人还是不太以为然的。

常学"左撇子"防中风

一项新的研究发现，人们在日常生活中，特别是中老年人，经常有意学学"左撇子"，即多用用左手，可起到预防脑中风的效果。

原来，占人口90%以上的人，都习惯用右手。这样左半脑常得到锻炼，右半脑则很少得到锻炼，致使右半脑血管较脆弱，破裂出血引发脑中风的可能也较大。因此，惯用右手的人，特别是中老年人，平时应尽量多多改用左手。

与此相反，惯用左手的"左撇子"，若多多改用右手，也有异曲同工之妙。

※ 鱼肉中含有的DHA、EPA、维生素E等也是可以软化、保养血管的好东西，常吃鱼可以有效地防止脑血管意外的发生。

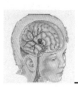

TUO YIXIA SUIYUE DE "HOUTUI"

拖一下岁月的"后腿" >>

白领补脑饮食须知

1. 补充充足的蛋白质和脂肪，可使头脑健全，尤其是富含单、多不饱和脂肪酸的海鱼和海虾等。

2. 丰富的 B 族维生素、维生素 C、维生素 E 可使脑功能敏锐，预防脑疲劳。

3. 补足钙质。钙能保证大脑长时间工作而不易疲劳。

4. 少吃精致糖，多吃五谷杂粮；但在疲劳时要有意识摄入一些糖分。

5. 加大碱性食物用量，以中和体内酸性物质的蓄积，排除体内毒素，延缓疲劳并尽快恢复体力。

6. 日常应常吃些腰果虾仁、清蒸鲑鱼、素什锦、清炒绿色蔬菜或山野菜、水果沙拉等。

我们一定要区别真正的医学保健知识和人们出于想象和臆断的无稽之谈。因为——套用钱钟书老先生的一句话——在我们老年的时候，我们常常把自己延缓衰老的欲望，当成我们延缓衰老的能力。

不过，任何一个硬币都有两面。一方面老年人对自己的保养有时候做得过头，甚至有些草木皆兵；另一方面，很多年轻人又没有意识到自己应该从年轻时就好好爱护自己的头脑。现在的年轻人虽然年龄不大，却有很多人因为常年工作辛苦过度，脑部衰老得过快。一些年轻人的神经细胞死亡脱落过多，甚至有些已经像年老年人一样出现了脑部细胞结构的紊乱，脑功能大大下降。疲倦、记忆力差、暴躁、易怒都是相关的恶果。不过这个都还是好的，只要注意休息，保证睡眠，加上一点饮食医药的调养，凭着年轻的身体，还是很容易恢复过来的。

让人扼腕的是另一些年轻人啊，长期的加班加点、熬夜，让脑部血管老化、变脆。平时他们都是坐着工作，脑部位置高于心脏，脑部血管内压力还不是很大。但有时候连续扛着工作后，巨大的压力就让脑部处于高度紧张的状态，脑部血管扩张疲倦。突然，他实在累得不行了，想趴在桌上休息一下。

这样他的头部相对于心脏的位置陡然降低，加上颈部静脉回流受阻，于是乎脑部血压呼的向上一蹿。于是，原本就是强弩之末的脑血管再也撑不住了，哗的一声爆开……旁边的同事看见他累了在桌上趴一下，也司空见惯不会多想，错过了最佳抢救时间。于是，很多中年人甚至年轻人就因为脑血管意外死在自己的办公桌上。所以，年轻人也应该注意用脑卫生，避免长时间加班。如果不得不加班，一定要定期起身活动，喝水，调整心情。如果太累了，尽量找地方躺着休息，不要在办公桌上趴着休息。

还有些年轻人平时压力过大，形成神经衰弱，晚上睡不着，白天没精神。长此以往形成恶性循环，最后完全崩溃，丧失继续工作学习的能力。这也实在是叫人遗憾啊。

虽然曹操说："神龟虽寿，犹有尽时；腾蛇乘雾，终为土灰。"但是只要我们好好地保养爱惜自己的身体，我们的衰老过程还是可以得到极大的延缓的。虽然终点已经设置，但是我们可以极大地扩展中间的过程。

其实这个世界上的科学都是相通的。根据热学第二定律：一切不可逆过程都是向着熵增加的方向进行的。虽然我们的大脑堪称自然界最精巧，结构最严密，运作最协调，拥有最多的自我修护机制的装置，但是随着时间的流逝，原本的高度次序慢慢还是走向了无序。一开始，只是反应变慢，然后就是记忆力变差。到后来，整个大脑就像不断生锈的大钟，越来越步履蹒跚，共济失调、巴宾斯基阳性症、老年痴呆等各种疾病一个接一个地冒出。终于有一天，

科学入睡小知识

1. 做到作息时间要规律。

2. 不要努力强迫自己入睡。上床时干脆打算一晚睡不着，没有精神压力，反而能较快地入睡。

3. 如果失眠症已经很厉害的话，要适当地服些抗焦虑的药。

※ 适度放松，给大脑放个小假，我们还是可以拖一下岁月的"后腿"的。

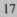

科学用脑小要点

①"钻进去"。要舍得用脑子。脑子越用越灵。脑子具有"用进废退"的特性。经常用脑，使大脑生物电和生物化学发生变化，脑的功能就向高水平发展。

②"跳出来"。要适当休息。用脑久了，要转移"兴奋灶"，以达到兴奋与抑制的平衡与调节。

③"勤锻炼"。经常参加体育锻炼，在受到"刺激"后肌肉能高速做出"反应"，从而使大脑的指挥功能更加熟练。

④改变夜间用脑的习惯。经常夜间工作的人，其神经系统不断处于紧张兴奋状态，久而久之，会导致心脏、肝、肺等内脏器官的功能紊乱，严重影响身体健康。

人脑再也无力控制和调度身体必需地生命活动，它开始睡去，一开始是不时地打盹——昏迷，后来它就长睡不醒了。就这样，带着自己曾经创下的无比辉煌，带着曾经如天空中繁星一样多的神经元，带着曾是那么耀眼的智慧之光——神经电冲动，带着自己一生纷繁的记忆，一直睡去，向着那无边的黑色深渊。

一分钟了解大脑的衰老

我们的脑在 45 岁就开始明显衰老，到 75 岁左右进入完全衰老的状态。主要的衰老表现是脑细胞的减少和功能下降，外在表现为脑萎缩和各种老年病。但是脑是一个衰老程度和个人生活习惯关系很大的器官，合理用脑可以延缓衰老，反之仗着自己年轻不健康用脑会大大加快脑的衰老。

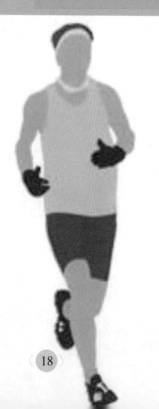
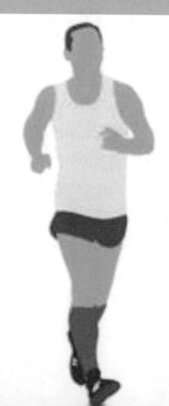

共济失调

指由于脑部对全身肌肉活动的协调功能下降，使得肢体活动等出现不协调的情况。表现为书写障碍，肢体震颤，言语含糊，足能伸而走不稳，手能举而抓不稳，步态蹒跚，动作笨拙，言语謇涩，或有头摇、颤震、痉挛。

巴宾斯基反射

指刺激新生儿脚掌，新生儿会出现脚趾先扇形展开，然后卷拢的反应。这种反射在出生后 8~9 个月或最迟在 1 岁半前消失。因这种反射是由法国神经科医生巴宾斯基发现的，故得此名。这种反应意味着新生儿神经系统的发育不完全，体内自主神经对机体还不能很好地控制。在成年人身上出现相同的症状意味着神经系统受损。

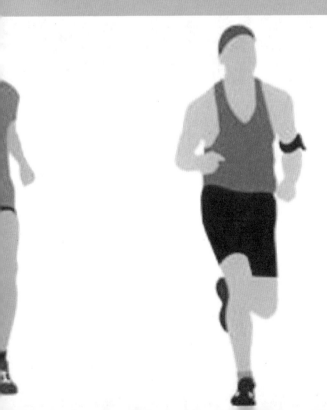

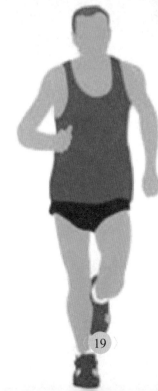

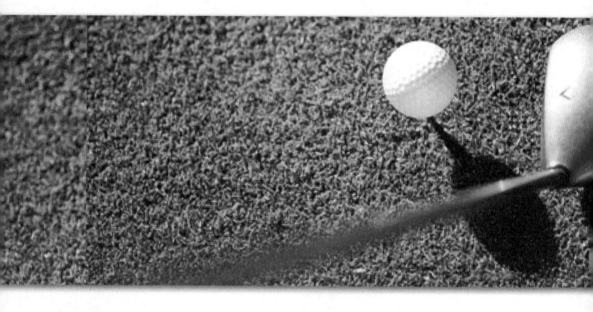

PART2

第 2 章

画木炭画的德加

有一个故事，有一天，印象派著名画家德加宣布不再用油彩作画了，他决定从此以后使用木炭来绘图。大家纷纷猜测，是什么使这个一生钟爱色彩，成名于色彩的画家会撇下自己心爱的油彩，而转用朴素无比的木炭来作画。各种传言众说纷纭，还有很多极端的猜测。德加听到这些猜测后，哈哈大笑："我亲爱的傻瓜们，我现在用木炭作画是因为我老了，眼睛不能再像年轻时那样敏锐地把握色彩。所以我索性用木炭来作画，简洁有力地增加层次，再以白粉画出亮光，在黑和白的世界里专注地探究另一种纷繁易逝的美。"

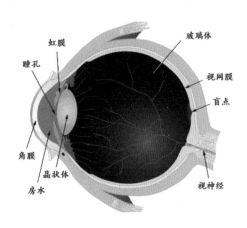

SUIYUE DAMO DE "GAO'ERFUQIU"

岁月打磨的"高尔夫球" >>

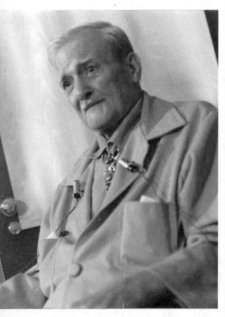

※ 由于老年人眼睑皮肤松弛，皮下脂肪减少，所以从外观上看老年人的眼眶会变深，给人一种深邃感。

的确，在人老了以后，他的眼睛会有很大的变化。最明显的就是老年人由于血运障碍、内分泌异常、交感神经系统失调等因素，一般会出现眼球凹陷。另外由于老年人眼睑皮肤松弛，皮下脂肪减少，所以从外观上看老年人的眼眶会变深，给人一种深邃感。再加上老年人的泪点较小（就是眼泪从眼眶中排出的通道出口）而且眼睑多少出现外翻的情况，导致泪液的虹吸功能不全，所以有的老人眼睛看起来又多了一分亮晶晶的味道。于是人们常常说：这个老人深邃智慧的眼神。殊不知，这种"深邃智慧"不是从内向外的，而是典型的以貌取人。哪像你爷爷我，现在眼中智慧和慈祥的光彩完全是出自内在知识。

好了好了，我不开玩笑了。其实抛开眼睑，单从眼球来讲，变化也是很大的。

从整体上来看，老年人眼球的各个部分都会发生比例上的微妙变化。而这累积在一起，就使得眼睛的长轴相对增加。于是很多近视眼在老了以后会发现自己的近视缓解了，而原来视力正常的人们这个时候一般都会有轻微的远视。对于我来说，我理解这是老天在暗示我们老人家们富有经验，看问题更有远见的智力状态。不过一般人就没有这么客气了，他们一般都是口气轻蔑地叫这个时候的视力状态为：老花眼，哈哈哈。

从外向内，人慢慢衰老后外观上最明显的改变就是角膜了。到了老年后，老人的角膜上常常会出现一个老年环。它一般分布在距角膜缘 1mm 左右，呈半透明样。其内缘沿角膜缘大概有 1~2mm 宽，看起来是半月状的或者轮状。这是一种角膜实质的浑浊，是眼睛老化的外在标志。

年轻时的眼睛，角膜是光滑而平整的。就像一块没有被惊扰的湖面，粼粼的泪层轻轻地从泪腺汩汩地冒出，像一块透明的天鹅绒一样，在角膜上面悄无声

※ 眼球结构图。

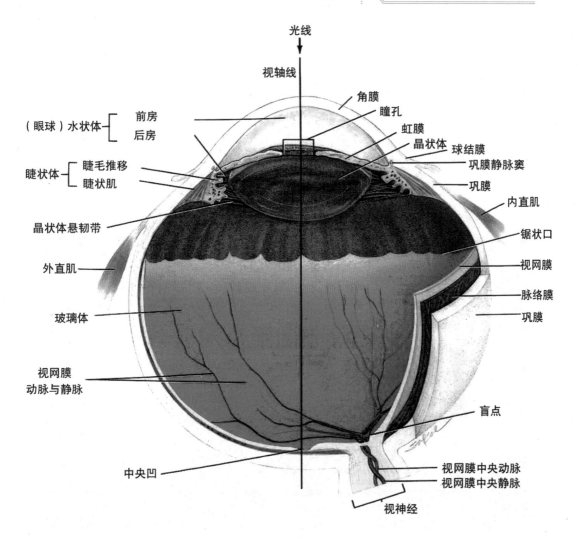

光线

视轴线

（眼球）水状体 { 前房 / 后房

睫状体 { 睫毛推移 / 睫状肌

晶状体悬韧带

外直肌

玻璃体

视网膜动脉与静脉

中央凹

角膜
瞳孔
虹膜
晶状体　球结膜
巩膜静脉窦
巩膜
内直肌
锯状口
视网膜
脉络膜
巩膜

盲点

视网膜中央动脉
视网膜中央静脉

视神经

息地淌过。整个角膜上没有任何的色素，没有任何的凸凹，一切都显得那样完美和协调。但是随着岁月的侵蚀，角膜细胞脱落的越来越多，补充的越来越少，加上细胞的衰老让内皮细胞密度降低，形状也由紧密排列时的长条形为主，变成了以多形细胞为主。这个时候，从特殊的眼科检查灯下面看去，眼球的表面就有了一些很细小的起伏，一些小小的坑，就像是高尔夫球上的小坑一样，不知何时，被打磨了出来。在检查灯下，最显眼的是外侧角膜缘部的附近。这里会有直径 2mm 左右的黑色斑，或者是内皮细胞凹陷后的小穴。眼科医生一般称它们为 Hassall-Helle 小体。

很多人都说，老了，容易动感情了，一激动就容易流泪。还有些人甚至平时也流泪，一阵风过，就不由老泪纵横。呵呵，这是为什么？这是因为在眼球表面起屏障保护作用的泪层，从泪点出来以后，流过角膜表面，就会汇入泪道，进入鼻腔。就像是一条河，从源头出来，进入湖泊，然后汇入暗河泄走。但是老年人呢，由于炎症、眼睑外翻、分泌物增多等

※ 在岁月的打磨下，眼球的表面会出现一些细小的起伏和一些小坑，就像是高尔夫球上的斑驳小坑一样。

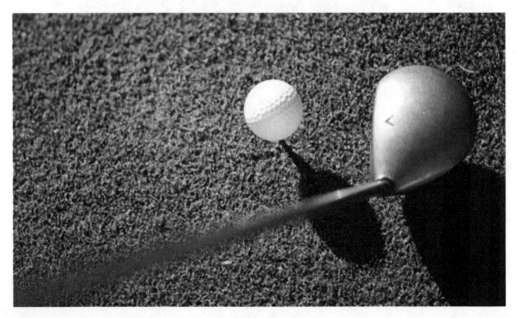

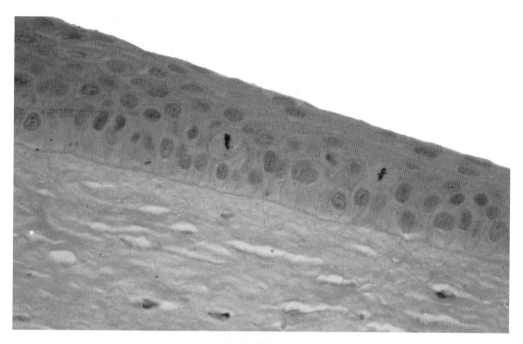

问题，鼻泪管常常出现不同程度的狭窄或堵塞，加上原本对泪液有吸收透化功能的内皮细胞功能不比当年，于是"湖面"上的水位慢慢加高，遇到一点动静，自然就"黄河之水眶中来"咯，呵呵。

　　和角膜并列最外线的结构是巩膜，它的变化相对就要小很多了。主要是由于水分减少，弹力纤维变硬，或出现脆性加硬的玻璃样变。另外呢，就是由于巩膜的弹力纤维中脂肪变性，慢慢沉着，让老年人的巩膜呈淡黄色。说起来人老的时候很多地方都会变黄。这个过程有点像腊肉，一开始是白白的脂肪，后来就慢慢氧化，后来就慢慢地成了淡黄色了。不过腊肉变得太黄，肉就坏了，就只有扔掉。我们的眼睛变得再黄，也不能不要。当然，也不会不要，因为，我们眼睛的功能毕竟不是主要靠巩膜来完成的。巩膜老了，不算老，要……呵呵，先卖个关子，等下给你说哪里老了，才算是眼睛真正老了。

※　角膜切片图。这是一张角膜的切片，上层呈点状的区域是角膜的上皮层，下面网状的部分是角膜的弹力层。在老年时上皮层会出现细胞缺失后的小凹陷。

护眼、抗衰老食物

　　常吃对眼睛有益的食物，也有某种程度上的帮助，例如深海鱼含有大量的DHA，可令眼睛视网膜健全发育，并防止病变及白内障；此外，红萝卜、柠檬、蓝莓、果仁、肝脏等等，常常吃，既可增加体内的抗氧化物质，又可有效护眼、对抗衰老现象，真是一举数得！

ANCHAO YONGDONG ZAOYU HONGFENG

暗潮涌动，遭遇洪峰 >>

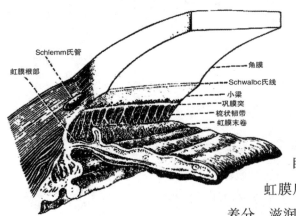

Schlemm氏管

虹膜根部

角膜

Schwalbc氏线

小梁
巩膜突
梳状韧带
虹膜末卷

※ 前房角。前房角是眼球中房水排泄的部位，如果被堵塞会引起青光眼。

长时间用电脑易患青光眼

日本的一项研究发现：长期每天面对电脑荧光屏9小时以上的人士，患青光眼的概率是其他人的两倍，而且近视患者长期面对电脑，更是青光眼的高危人士。

从角膜往里走，就是人衰老时眼睛最容易出问题的热点区域了。

从图上你可以看到，在角膜的后面有一个大大的腔隙，这就是前房。正常情况下，眼睛中的生命之水——房水从虹膜后面的睫状体产生，带着各种养分，滋润着眼睛的各个结构，同时清走各种废物。房水从睫状体产生后，首先是充满后房，然后绕过后房和前房的分界线——虹膜，就进入了前房。在前房角，角膜、巩膜、虹膜三者交汇形成的三角区域内，房水流入蜂窝样的小梁网，或是汇入巩膜静脉窦，被排泄出去。

但是随着眼睛的衰老，眼睛形态发生了微妙的变化，小梁网和巩膜静脉窦也开始有了不同程度的堵塞和塌陷。于是，有时候房水无法从这两个地方排出，在眼中大量蓄积，于是让人觉得眼睛又胀又疼。这就是我们所说的青光眼了。

在人们情绪激动的时候，房角也容易出现不同程度的闭合。所以我们常常在一些书上看到说可怜的老妈妈或者老婆婆或者诸如此类的老人，一夜之间哭瞎了眼，或是急瞎了眼。这多半就是由于她们情绪太激动，让前房角陡然闭合，过多的房水积累，让眼睛的压力越来越大，最后压迫视神经，让其水肿萎缩，最后导致了失明。这个就是青光眼急性发作，也叫青光眼大发作。

当然，除此之外，很多青光眼急性发作没有明显诱因，而且不限于老年人。在眼睛已经走向了衰老的中年人中，这种情况也时有发生。所以当出现不明原因的眼睛胀痛难耐时，一定要用手指对比着摁一下疼的眼睛，看看它的压力是不是变大了。正常的眼睛按起来像是按鼻尖，要是眼压增高后，按起来会有像是按额头的感觉。当然也有些人比较卓尔不群，眼压可以高到硬度像是按石头的地步。还有一个问题是，青光眼虽然常常是一眼发作，但是也有双眼同时发作、以一眼更显著的情况。所以光是按自己的眼睛，觉得双侧压力差不多的话，还不保险，最好找个人来按着对比一下。

在怀疑发生青光眼时一定要马上赶到医院治疗，不然轻则视力受损，重则双眼失明。

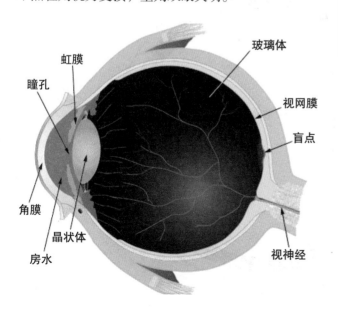

玻璃体
虹膜
瞳孔
视网膜
盲点
角膜
晶状体
房水
视神经

※ 继发性青光眼。

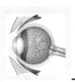

那扇日渐混浊的心灵之窗 >>

听起来是不是很吓人啊？呵呵，好爷爷再给你讲一个比较喜剧的故事。有些老人活着活着，会突然出现视力好转，甚至原来失明的眼睛突然复明的情况。于是高兴地狂呼苍天大地各路神仙，然后扳着指头算自己是做了多少善事，敬了多少次香。但是，其实呢，这不过是眼睛衰老中容易自然出现的一种情况。它的发生部位呢，就是在虹膜后方后房的后壁——晶状体。

※　白内障示意图。

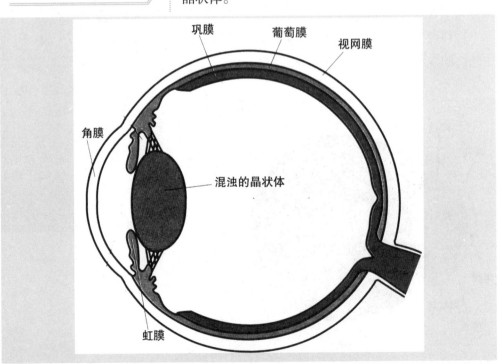

巩膜　葡萄膜　视网膜
角膜
混浊的晶状体
虹膜

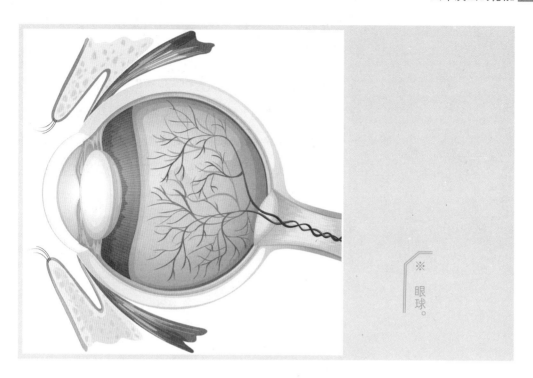

※眼球。

　　其实这场喜剧是以悲剧的形式来开头的。人在出生的时候晶状体是无色透明的，外面一层透明的皮质，中间是不断代谢更新的囊液。外面的世界就透过这扇窗户，用适当的角度折射进我们的心灵。但是随着时间的流逝，就像我们曾经一尘不染的心灵一样，我们心灵的窗户也不再是圣洁的透明。晶状体慢慢地变成了黄色、橙色，然后加深变成淡褐色。外面的皮质逐渐减少，变得粗糙，曾经让它引以为豪的，让它在漫漫人生路中出色完成每一次折射任务的弹性也渐渐离它而去。但这些都不是最致命的，最最伤害晶状体职业骄傲的是——它，开始变得浑浊了。是的，由于晶状体内的囊液代谢出了问题，使得晶状体营养不佳，引起晶状体组织变性。同时晶状体纤维

形成白内障的可能原因

世界卫生组织（WHO）的研究报告就指出：环境因素和遗传体质均可能和白内障的形成有关。在环境因子方面以阳光（紫外线）和抽烟两个因素最为密切；愈靠近赤道地区，日照量多的高海拔区，有较高的白内障发生率。

※ 手术中将要植入患者眼睛的人工晶体。

硬化脱水。这样，晶状体纤维逐渐硬化，核部收缩而赤道部皮质被悬韧带牵拉，从而使周边部晶状体纤维间出现裂隙，就引起了晶状体混浊。在这个过程中，人们的感觉是"老了，眼睛越来越模糊了，看不见了"。在白内障的初发期和未成熟期，视力从略微下降到明显降低。到了白内障的成熟期，晶状体完全混浊，视力的下降也到了最高峰。患者这个时候往往只能辨别手动，或仅存光感。但是，我们要注意的是，这个时候眼睛的基本功能是没有受到大的损伤的，只是晶状体这一个折光环节出现了问题。而这一点，也就为我等一下要描述的戏剧性场景埋下了伏笔。

呵呵，俗话说天下大势，久合必分，久分必合。世界上很多时候都是物极必反，山穷水尽疑无路，柳暗花明又一村。很多白内障患者在陷入多年黑暗，

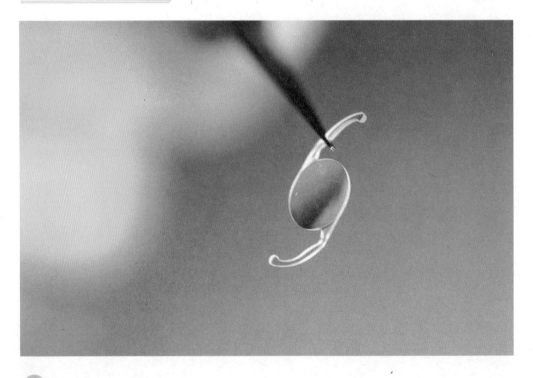

饱受失明之苦后的某一个早晨，他又一次习以为常地醒来。突然，他觉得今天和其他日子有一些不一样，但是具体是什么不一样法，他又说不上来。突然，他一声惊呼："我又看得见了！"然后就是在闻声而来的家人中惊喜地手舞足蹈。

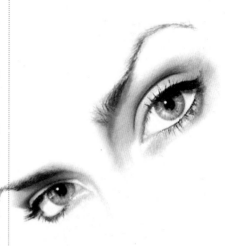

为什么一个资深白内障患者会突然老树发新芽光明重现呢？呵呵，这是因为他的白内障进入到了过熟期。这个时候使晶状体浑浊的物质在成熟期早已经聚积收缩成了一个固化的核。在过熟期晶状体的皮质溶解液化，呈乳白色。某些情况下，牵扯皮质的悬韧带终于断裂，于是白内障核在重力的作用下向下沉降。于是被不透明的核阻挡多时的光线终于再次穿过晶状体，进入了玻璃体，一路奔向视盘，将好久没有的神经激动顺着荒芜多年的通路，迫不及待地一路高歌送进了大脑。

不过，不能以为这是自己多年的祷告终于实现了。就算出现了暂时的复明，这时的视力还是很差的。而且，不再受悬韧带束缚的晶状体核很容易穿过脆弱的囊膜，进入前方的前房，或是后方的玻璃体。如果过分沉浸于自己视力突然恢复的惊喜而没有及时去医院检查处理，并及时手术，患者在一段时间后就可能再次失明，而且这次是永久性不可逆地告别这个斑斓的世界。

呵呵，这也印证了我们医学界的一句老话：凡是突然出现的变化，都要警惕，不管这种变化最初是以什么面目出现在人们眼前的。

降低体重可防白内障

科学家们研究发现，白内障的发生除与年龄、遗传、营养等多种因素有关外，还与体重相关。

令人困惑的是白内障与身高的关系，哈佛科学家发现，不论一个人有多胖，那些6英尺以上的人比5英尺7英寸以下的人至少有25%更容易患白内障。专家们认为，只有限制热量才可能减少白内障的危险。

科学家预计，如果降低体重可将白内障的发生时间延后10年，那么需要临床手术的人数将减少50%。

WAIQIANG ZHONGGAN DE SONGPANGOU

外强中干的松潘狗 >>

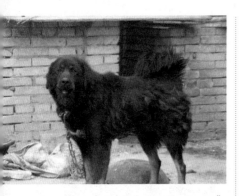

※ 松潘狗长相威猛，性格懦弱。我们眼球中的玻璃体就是一只松潘的狗儿，虽然个头最大，但是功能却是最单一。

　　在四川阿坝藏族聚居区，也就是九寨沟所在的那个地方，有个叫松潘的县出一种体型特别大的狗，这种狗毛色明亮，长相威武，大的像小马一样。当地的藏族小孩常常骑在狗背上快活地呼啸来去。不过呢，松潘历来是兵火洗劫之地，传说每有大军一到，这里的狗儿们就要在刀枪下饭锅中过上一段悲惨的日子。所以久而久之，这里的狗儿不敢轻易招惹外来人，显得性格温顺，甚至带点怯弱，不像它们其他藏区的兄弟们那么剽悍生猛。所以当地有一句歇后语：松潘的狗儿——光大不咬人。

　　在我们的眼球中晶状体后面，就是我们眼球体积最大的结构——玻璃体了。呵呵，玻璃体这个家伙啊，就是一只松潘的狗儿。虽然个头最大，但是功能却是最单一，只是起到一个简单的让光线纵深透过进入，射到紧贴它后壁的视网膜的作用。一句话，玻璃体就是一个撑场子的角色。但是就是这样一个既没有变焦又没有分泌，更没有感知功能的结构，到人们老了，也跟着其他的眼睛结构一起起哄捣乱，做出一些让人们不胜烦恼、哭笑不得的病理变化。

　　在人们衰老以后，原本是无色透明的玻璃体也开始混浊，于是这个时候光线的透入量也相应减少，老人们感觉看东西更费劲了。要是光是这个毛病还好，也算辛劳半辈子的玻璃体临到退休耍点小性子来点倚老卖老的"人之常情"。关键是有的玻璃体清白一世，原本是冰清玉洁没有任何其他组分，临到老却和视网膜上的血管勾勾搭搭。有些小血管就此长入玻璃体一路蜿蜒。这一蜿蜒不要紧，光线透过血管映到视网膜，人们就发觉自己的视野中的某个区域总是有了一层挥之不去的模糊的淡红影子。比较调皮的玻璃体呢，会因为内部老化，出现折光密度不均一，或者干脆和视网膜有些轻微的脱落。于是人们总是会不时在自己的眼前看到一个小黑影晃来晃去的，就像是小蚊子飞来飞去。这就叫飞蚊症了，如果出现的话，一定要去检查，警惕是不是有视网膜脱落的情况。因为视网膜脱落这种疾病是会继续发展，直到失明的。

得了飞蚊症怎么办？

　　虽然飞蚊症绝大多数并不是病，但有时却是有些疾病的早期症状。这样，早期发现，早期治疗才可以保护你的眼睛。

　　如果得了飞蚊症，首先要去医院确诊一下，看属于哪一种飞蚊症。如果是病理性的，可以就近治疗。而生理性的飞蚊症是不需要治疗的，平时注意休息，饮食方面要多吃点含碘的食物，如紫菜、海带等，以及含维生素 A 丰富的食物，少喝含咖啡因的饮料，不要沾染烟酒，饮食清淡，调理一段时间一般会好的。

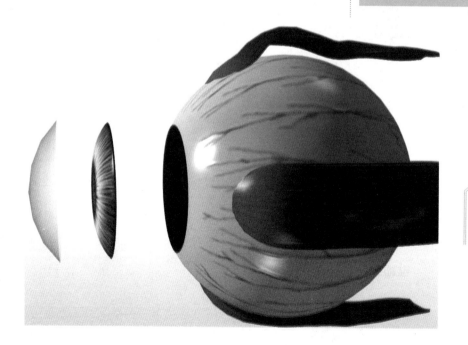

※ 眼球。

缺失的色彩 >>

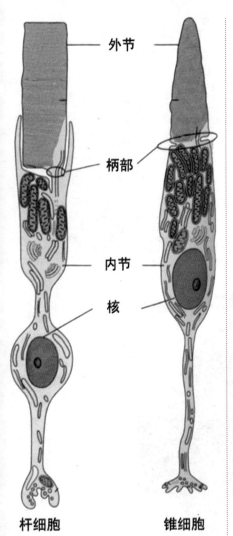

外节

柄部

内节

核

杆细胞　　　　锥细胞

※ 视杆视锥细胞。

简单地讲，眼睛可以分为两个功能部分。前一部分具有将外界光线折射导入感应神经的功能，后一部分起到将光刺激转化为电冲动的作用。前一部分构成比较复杂，什么角膜、虹膜、晶状体、玻璃体啊一大堆，而后一部分就相对简单多了，就是薄薄的一层视网膜。

在视网膜上有两种感光细胞——视锥细胞和视杆细胞。视锥细胞反应速度快，管识别颜色，观察局部的点和角度，但是对光线的强度要求比较高，只在明亮的环境下工作。视杆细胞反应速度慢，管识别形态，观察线条，但是它的感光表面积大，在夜晚等微光环境下也可以工作。

在我们从明亮的地方走进黑暗的地方时，眼睛要适应一会儿才能看东西，而且暗光下基本看不到物体的颜色，就是因为这个时候是视杆细胞在全盘接管原来视锥细胞的工作，由合伙人成为董事长了。到了人衰老的时候，英姿勃发的视锥细胞很多都结束自己多彩的一生慢慢睡去，视杆细胞虽然也有很多已经在死亡之旅上走到了终点，但是它损失的数量毕竟还是比视锥细胞少一些，于是这个时候视杆细胞从比例上越来越多。所以人们在老年以后，会觉得自己的视力不再敏锐，看色彩不再那么鲜艳和富有层次。于是，就像前面我说的那样，强调色彩的德加，也只有拿起了素描用的炭笔了，呵呵。套用麦克阿瑟的一句话：Old eyes rarely blind, they just fade away。

当然，在岁月的冲刷下，视网膜也会出现视网膜血管不明原因出血、视神经退化等情况。但是，眼睛毕竟是我们身上最金贵的部位之一。上天在设计人类的时候，也给了这个最宝贵器官的最核心部位最多的保护装置。所以，视网膜衰老后出的问题虽然都是很棘手的问题，但是其发生病变的概率和其他眼睛结构比起来，还是小得多了。

呵呵，眼睛说得差不多了，眼睛是如此的娇贵，所以我们常常需要使用眼药水眼膏什么的，所以爷爷最后也给你讲一个涂用眼药水的小贴士，呵呵……

正确使用眼药膏的小知识

眼药膏在结膜囊内保留时间较长，药物可被较充分地吸收，可减轻眼睑对角膜、结膜的摩擦，并可预防睑球粘连的发生，一般常在临睡前使用。

（1）操作方法：一手向下轻轻拉患眼下睑，暴露出下穹隆部结膜，另一手持眼药膏挤出少量置于穹隆部，将上睑轻轻提起下压，使眼药膏置于结膜囊内。然后可用棉花球在闭合的眼睑上轻轻按摩数次，使药膏能均匀分布在角膜表面及结膜各部位。

（2）注意事项：①在使用前先挤出一点抛弃不用，然后再挤出眼药膏涂于结膜囊内。②每次所涂眼药膏只需绿豆粒大小即可，不宜太多，以免黏稠不适，影响视力。

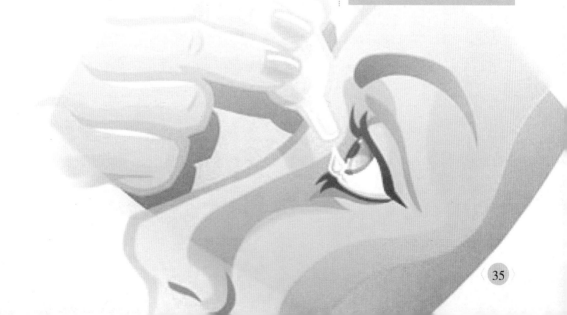

POJIU DE JIAZI GU

破旧的架子鼓 >>

※ 听力产生示意图。当空气的压力推动鼓膜后，和鼓膜相接触的锤骨被推向前方，然后的连锁碰撞使得镫骨被推向前庭窗。由于镫骨底座的面积小于鼓膜的面积，所以被传向前庭窗的压强被放大了很多倍。于是外界的空气振动被送进内耳，由耳蜗转变为电信号。

俗话说五官五官，除了眼睛，我们还有耳鼻舌这三个重要的感觉器官。从我们来到这个世界，生命的维度就是由各种感觉组成的。各种感觉就像五彩的丝线，在我们的脑海中织成如锦的画卷。随着人们年龄的老去，原本一根根鲜艳粗壮的线条也变得脆弱褪色，于是慢慢地，生活的画卷不再生动，原来活鲜有趣的生活也变得不再像年轻时那么让人神往。所以说，我亲爱的菲菲，不要常常因为很多

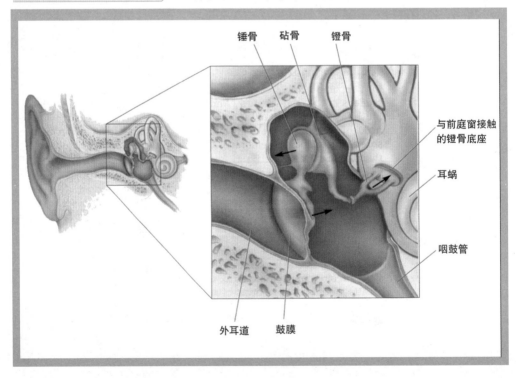

锤骨　砧骨　镫骨

与前庭窗接触的镫骨底座

耳蜗

咽鼓管

外耳道　鼓膜

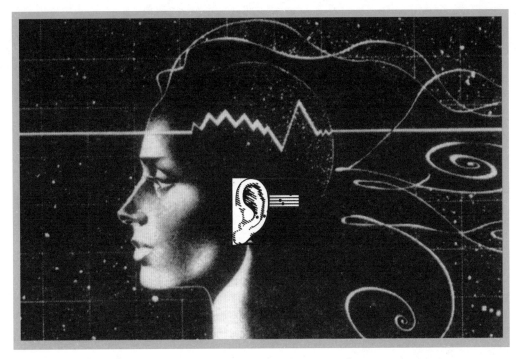

让你兴高采烈的事情在我们的眼中寡盐索味而郁闷。对于我们来说，生活多彩的画卷在某种程度上，已经不是一个让我们向往的未来，而变成了一个阻碍我们看到其背后生命本源意义的干扰。

　　作为一个重要的感觉器官，耳朵在我们生活中发挥的作用远远超过了大多数人所认为的只是一个听觉器官的程度。事实上，耳朵主要有两大功能——听到外界声音和确定我们在这个服从牛顿力学定理世界中的运动状况。在我们一路走向生命的终点时，耳朵的外形没有十分引人注目的改变——呵呵，比较大的变化都留给你们这些皮诺曹一样的孩子们去完成了。但是，在我们越来越倾向于从抽象和哲学的角度来认知这个无比熟悉而又完全不被我们了解的世界时，耳朵的功能，也就和其他的感官一样，恰到好处地从我们的生活中一步一步退出，把对这

※　在岁月的侵蚀下，耳朵的功能，和其他的感官一样，恰到好处地从我们的生活中一步一步退出，把对这个世界更多的触探留给我们的思考去完成。

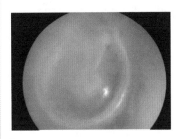

※　鼓膜。图中的肉色部分的条形物为和鼓膜相连的锤骨，白色即为鼓膜光锥，它是由于鼓膜被听小骨撑起来形成的反光面。

个世界更多的触探留给我们的思考去完成。

在我们精力充沛的年轻时代，耳膜就像是一面崭新而时髦的架子鼓，全身发着银色的光辉，在声波的敲击下，精准地带动着上面附着的听小骨领舞着我们飞扬的青春。这个时候，在五官科医生的探灯下，被听小骨撑得紧紧的鼓膜会出现一个以锤骨为顶点的三角形反光面。医生们叫它——光锥。

在我们慢慢老去的过程中，由于胆固醇的代谢障碍，越来越多的脂肪沉积于鼓膜中，原来像是飞机表层镁铝合金一样闪着银色光芒地鼓膜开始变得——呵呵，和我给你讲过的很多其他器官中发生的一样——混浊。

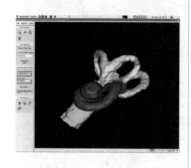

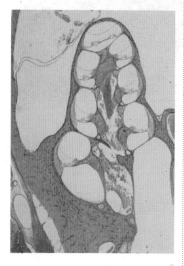

※ 耳蜗。上为模拟结构图；下为三维重建图。耳蜗中空，是由很多骨质管道盘旋而成的器官。

混浊后的鼓膜周围增厚呈乳白色环，原本很炫的光锥也消失了。由于鼓膜的弹性降低，活动范围不再像年轻时候那么收放自如。加上与鼓膜连接的听骨也退化，发生纤维化、钙化和关节囊玻璃性变，关节活动度大大下降。于是相应地，这套装置能传导的声音的频率范围也慢慢变小，特别是对于过低频和过高频声波的传导都大打折扣。所以，老人们对很多声音，比如尖利高亢的中老年妇女的抱怨唠叨声，常常不再有反应。

我们古代一位做过鲁国国相的退休干部孔子，就曾经满怀对万物变化之妙的感激之情说道："六十而耳顺，哈。"呵呵，菲菲你不要摇头晃脑地学样，你还没到可以逃脱广大妇女同志管教的时候。我都是到了50岁才深刻体会到被你奶奶管教是我不可摆脱——也幸福地从没想过要摆脱——的天命，哈哈哈哈。

但是，也就像孔子的另外一句名言一样："吾恐季孙之忧，不在颛臾，而在萧墙之内也。"外耳的退化常常只带来听力的削弱，让老年耳聋发生发展的，还是深处内部的耳蜗的变化。

在正常情况下，鼓膜和听小骨将声音的振动传进内耳，然后由耳蜗里面一个叫螺旋器的听觉感觉器官将声音的振动信号进行分析，然后感觉神经传导刺激，在耳蜗神经纤维与感觉细胞的连接处产生生物电，于是声音就产生了。

在我们慢慢老去的途中，耳蜗里面的细胞逐渐退化，数目减少。甚至里面的细胞结构排列变得紊乱。于是，原本精巧得就像是"被制造出就是为了体现上帝的神奇"的地方，在岁月的冲撞下，变成了一个大象闯进后的瓷器铺。

更要命的是，耳蜗动脉的外膜会随着时间慢慢增厚，内径缩小，从而血液供应减少，这极大地促进了老年耳聋的发生和发展。不过呢，凡事都是有解决办法的，老年耳聋虽然可怕，但是我们还是可以采取一些方法来预防或是延缓它的。

还记得爷爷刚刚说过耳朵有哪两大功能吗？呵呵，对的，听到外界声音和确定我们在这个服从牛顿力学定理世界中的运动状况。

在我们的内耳中，以椭圆囊和球囊为一个功能单位，膜半规管、蜗管分别为一个功能单位，这三部分组成一个精巧的装置，恰好套装在外面一层骨性结构中。它们就是我们用来对自己行动状态定位的"膜迷路"。

在我们这个服从牛顿定理的小小世界里面，一切运动都是相对于参照物而言的。所以，如果只是靠我

老年性耳聋的防治

虽然老年人的听力下降是一种自然规律，但是采取一些预防措施可以延缓耳聋的发生和发展，例如：注意饮食卫生，少吃高脂肪食物；戒除嗜烟和酗酒习惯；治疗和控制高血压病、高血脂症、骨关节病和内分泌疾病，相应疾病；避免接触噪声；慎用耳毒性药物；保持健康平和的心态；适当进行体育活动等等。而且通过正确的选择、验配助听器，可以有效地补偿听力。

保持耳部健康和良好听力的几个"小动作"

1. 用双侧手掌慢慢压迫耳朵，而后慢慢放开，如此重复数次。

2. 用双手拇指、食指顺耳郭方向从上到下按摩，可反复进行。

3. 喝水时将水含在口中，捏住鼻子，将水咽下的同时放开，重复数次。

们的眼睛传回外界物体和我们相对运动的图像，大脑很可能会做出错误的判断。比如，当我们坐在一个不停加速，但是平稳密封的车上的时候，如果单靠眼睛传回的图像，我们的大脑就会判断我们是在静止不动。为了弥补这一点，神奇的自然在我们身上装了一个内在的灵敏的相对运动发生器：膜迷路里面的淋巴液和膜迷路上面的诸多传感器。在我们运动时，内淋巴液会和各个传感器发生体内的相对运动，于是被碰撞摩擦的各个传感器就根据内淋巴液的走向，向我们的大脑报告我们的相对运动状况。而且，不同的传感器负责报告不同的运动方式。

呵呵，我问你：如果给你一份方位完全是胡乱标注的地图，你会有什么感觉？嗯，是的，会觉得很混乱。在我们慢慢老去的途中，除了膜迷路的衰老会让我们的运动定位反馈能力极大降低之外，有时候，还会有极端情况发生。那就是，由于负责感觉运动的内耳里面，一个叫前庭的部位出现结石形

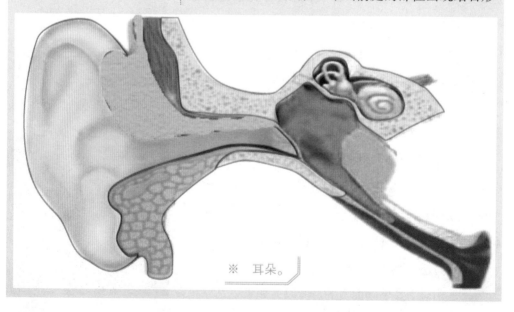

※ 耳朵。

成沉积，在我们的膜迷路中积累起来，让我们不但感觉不到身体正确真实的运动，还让我们出现阵发性位置性眩晕，严重的时候让我们感觉自己像是喝醉了酒，或像是一个刚刚经历了高速旋转后的陀螺一样，只觉得天旋地转，头重脚轻，仿佛自己身边的所有事物都在绕着自己忽快忽慢地旋转。

另外呢，由于膜迷路的半规管部分的血液供应除了一部分是由迷路动脉供应之外，其他很大程度上是由耳后动脉友情赞助的。迷路动脉虽然是直接上级，但是无奈要供应整个迷路和耳蜗螺旋管，僧多粥少。而赞助商耳后动脉呢，又小气了那么一点点。它发出的3支小动脉都是终末动脉，而且相互之间不能代偿。于是在老年人出现颈椎肥大，椎动脉供血受阻，基底动脉供血不足，从而使迷路动脉的血供总量不足时，耳后动脉无法填补缺口。于是内耳血供无法满足生理需要。这样，人们也会产生眩晕感。这个时候去医院，医生也往往会开出主要是由神经营养液和改善血管供应的药为主的处方。中国传统医学和民间的偏方中有很多用食疗来治疗头晕的案例，这里爷爷我也就给出一二。呵呵，美食健身两不误。

呵呵，不过在妇女年轻的时候，会有人出现一种叫美尼尔氏综合征的病。这种病也是以内耳病变为主，使人感觉眩晕。不过，如果调理得当，学会放松心情，还是有很多人会很快好起来的。为什么？呵呵，因为——年轻。年轻的身体，修复能力很强，没有什么过不去的坎。

治疗头晕的几个偏方

方法一：鸡蛋红糖治头晕

豆油适量放锅内烧热，将2个鸡蛋、30 g红糖（放一点水搅拌）倒入锅内煎熟，空腹服用，连服10天。为巩固疗效，也可多服几天。

方法二：鸭蛋赤豆治头晕。

鸭蛋1个、赤豆20粒，搅匀蒸熟，早晨空腹服，每日1次，连用7天有特效。

方法三：菊花治头晕

菊花功能降血压、明目解毒、治头晕、头痛、耳鸣目眩，能使小便清长。高血压的人可用菊花枕头，可将野菊花加入油柑子叶、绿豆壳或通草丝，晒干待冷装入枕袋内再缝密即可。

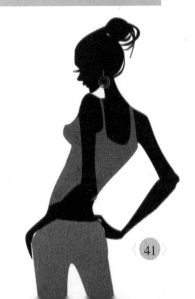

MEISHIJIA DE FANNAO
美食家的烦恼 >>

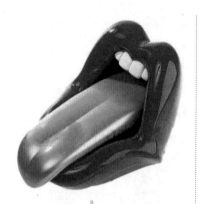

※ 舌头。

　　好了，终于到了我们五官组合的倒数第二个——舌，登场了。呵呵，菲菲，说起来，我对这个器官的感情最深，要知道，爷爷我可是有名的美食家哦。

　　我们舌的前三分之二叫舌体，后三分之一叫舌根。舌表面有一层薄薄的白色舌苔。人如果生了病，舌质和舌苔的厚薄与颜色都会发生变化。观察这种变化是中医"望诊"的重要内容。在舌面上呢，有许多小突起叫舌乳头，舌乳头里有味觉感受器味蕾。每个味蕾上面又有 50 个以上的味觉细胞，味觉细胞通过顶端的纤毛伸出味蕾小孔，感觉出溶解在水中的化学物质是什么味道。固体或气体物质，也要先溶解在唾液中，味蕾才能尝出味道。味觉细胞末端连接着传入神经。当味觉细胞兴奋时，冲动就沿着传入神经传入大脑的味觉中枢，产生味觉。

　　我们舌头对味觉的感觉可不是平均的。酸甜苦咸 4 种基本味觉是由 4 种不同的味细胞感受的。感受甜味的味觉细胞集中在舌尖，而舌的两侧中部对酸味最敏感，在舌的两侧前部对咸位最敏感。呵呵，对苦味觉最敏感的是舌根——所以人们在喝苦东西的时候都是仰头快速吞下，这也是为了让苦东西在我们舌根的停留时间尽可能短，让我们可怜的大脑少受一点这种恶性刺激，呵呵。

我们衰老时，舌头上面味蕾会逐步退化，在儿童期每个乳头上的味蕾数目平均是 248 个，到了我们这个年龄，也就是 74~85 岁的时候，就减到只有 88 个了。在这个退化过程中，首当其冲，也是退化最快的是舌尖部位。这时，我们对甜酸味觉明显迟钝，但是，由于感应咸味的味蕾在人的衰老过程中减少不多，所以我们对咸味的感知能力没有大的变化。而不幸的是由于我们感知苦味的味蕾同样减幅不多，加上酸甜味觉衰退，对苦味感觉的遮盖效应减少，这使得我们老年人似乎比年轻时候更容易感受到苦味。呵呵，看来我们到了老年时一定要善于发现生活中的甜，而不是更多地去被生活中的苦吸引了，因为这不过是我们身体给我们开的一个小玩笑。呵呵，这里有一些小贴士，可以让我们增进食欲。

增进食欲小贴士

改正偏食习惯，最好是荤素搭配，食物多样化。

平时进食应适当多加咀嚼。

在刷牙时可刷一刷舌面，减少舌背部的微生物。

戒烟有利于增加食欲。

适当加入一些调味品或吃时用些相宜的佐料。

葡萄酒能增进人体对锌的吸收，因此适量喝葡萄酒，对促进食欲有裨益。

※ 我们衰老时，舌头上面味蕾会逐步退化。

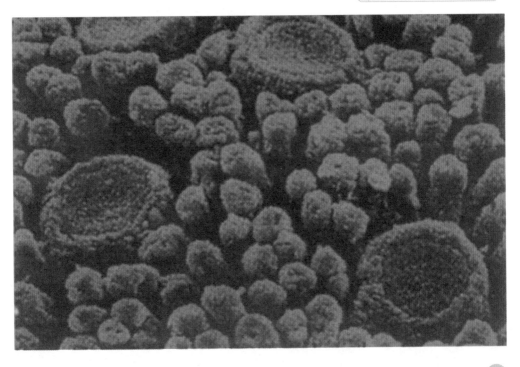

被忽略的蜕变者 >>

好了，终于到了我们五官的最后一官——鼻子了。与它的其他兄弟比较起来，鼻子在我们走向沉睡之路的旅途上显得比较中规中矩，一点一点地虚弱，却又慢到我们很难察觉的地步。毕竟，管理嗅觉的嗅球，是有着"嗅球干细胞"这种狠角色在背后撑腰的——每当一个嗅球细胞经过一到两个月生命周期死去之后，就会有一个嗅球干细胞挺身而出，分化为一个新的嗅球细胞继续坚守阵地。

※　鼻子的结构图。

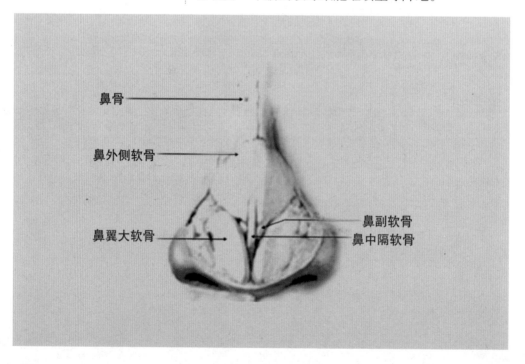

鼻骨

鼻外侧软骨

鼻翼大软骨

鼻副软骨
鼻中隔软骨

不过，说句题外话。在人们慢慢变老的过程中，鼻黏膜会越来越干燥，加上血管脆性增加，收缩力变差，老人们容易流鼻血。所以在干燥的北方，冬天早晨的老人们一定要小心了。

另外，由于鼻黏膜和神经末梢的萎缩改变，人们在衰老过程中，鼻黏膜的湿化加温与保护功能都很大地退化，容易患上各种上呼吸道的感染。所以，一句老话，大家最好在年轻时不要吸烟。年轻时欠下健康债，老了还时，是要加利息的。

一分钟了解人体五官的衰老

我们五官的衰老是以不着痕迹的方式进行的，在我们中年的时候就可以感觉到自己感觉机能的退化，这种衰老缓慢而不可阻挡，没有明显的衰老快进期，但是积累效应十分明显。到了50岁左右就表现得十分突出了。

流鼻血时紧急处理五步骤

1. 先保持安静不动，等待鼻血停止。

2. 若鼻血流不停，可坐在椅子上，头向前倾，紧压鼻子内侧，或用毛巾冷敷鼻子。

3. 勿将头部后仰或拍打脖子，以免鼻血流进喉咙。

4. 还无法止血，可用干净的棉花或纱布塞住鼻子，不可全塞进鼻孔内。

5. 无法在 10 至 15 分钟内止血，应尽速就医。

※ 处理幼儿流鼻血四步骤。

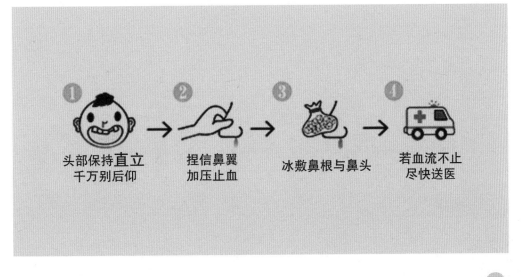

① 头部保持直立 千万别后仰
② 捏信鼻翼 加压止血
③ 冰敷鼻根与鼻头
④ 若血流不止 尽快送医

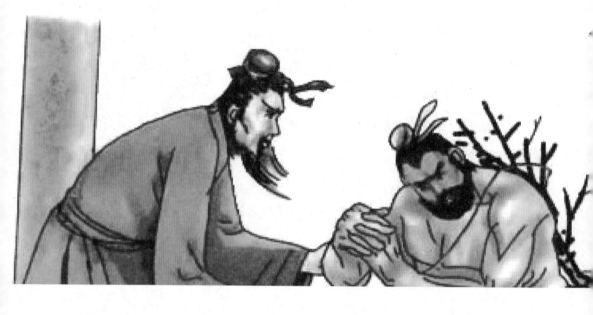

PART3

第3章
廉颇的无奈

　　廉颇老矣，尚能饭否？战国时期赵国赫赫有名的战将廉颇，在自己年老后的一天，当着赵王派来查看他身体状况的使者的面，一顿饭吃了一斗米、十斤肉，然后又披上铁甲上马，表示自己还可以被任用的时候，一定没有考虑到自己的肠胃不能再像年轻时那样吸收营养了。于是，一辈子血战沙场，经历恶战无数都没有倒下的他，最后却栽在了自己曾经引以为豪的肠胃上。使者回去后对赵王复命："廉将军胃口尚可，但是一会儿工夫，就连续跑了三趟厕所……"于是赵王心中暗叹廉颇老矣，不堪再用。

　　你知道廉颇老将军的胃肠从年轻到老究竟发生了些什么变化吗？那些要命的一斗米、十斤肉在廉颇老将军的肚子里面又究竟是经过怎样的一番折腾？

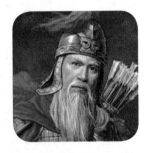

BU ZAI YOU DAHAI BAN WUBIAN DE YUWANG

不再有大海般无边的欲望 >>

※ 随着岁月的流逝，我们已经不再有年轻时如大海一样无边的欲望，所以我们其实也不需要如年轻时那样潮水一般地吸收营养。

从热力学第二定理来说，我们在这个世界里面的物理意义就是作为一个载体，在这个载体上，能量不断地被吸收，不断地被转换，最终从高度有序的状态变成无序的熵。随着岁月的流逝，我们已经不再有年轻时如大海一样无边的欲望，所以我们其实也不需要如年轻时那样潮水一般地吸收营养。这

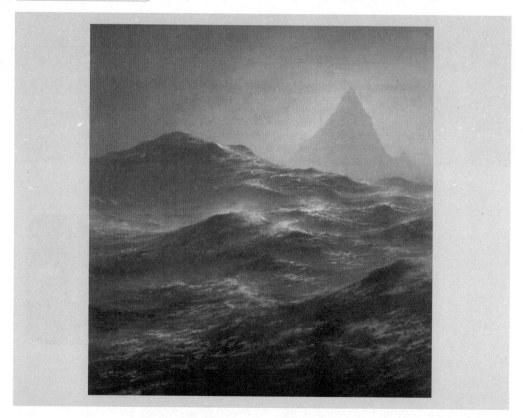

阑尾的作用

现代医学研究对阑尾功能有许多新的认识：阑尾具有丰富的淋巴组织，参与机体的免疫功能。据研究人类阑尾具有 B 淋巴细胞和 T 淋巴细胞，相当于鸟类的腔上囊的结构，应归于中枢免疫器官，担负着机体的细胞免疫和体液免疫两大特异功能。据最新研究成果证实，阑尾还具有分泌细胞，能分泌多种物质和各种消化酶、促使肠管蠕动亢进的激素和与生长有关的激素等。另外，阑尾具有完整的内环肌及外纵肌，有一定的长度和管径，随着显微外科的发展，利用自体阑尾移植替代某些管道如输尿管、尿道的缺损和狭窄的手术日益广泛。

个时候，有选择地进补一些身体需要的维生素和矿物质才是正道。如果我们还是对早就想要休息的身体一波一波进行高强度的能量输入，那么，对于我们的身体不仅无益，反而有害了。

大巧若拙，自然的鬼斧神工常常是用很简约的形式表现出来的。我们的消化系统就是一个经典例子。如果要打一个比方的话，我们的消化系统就像一根结满了各色葫芦的葫芦藤。食管、胃、小肠、回结肠、肛管，就是那根弯弯曲曲一顺到底的葫芦藤。而胰腺、肝脏、胆囊就是葫芦藤上结的一个个宝葫芦。呵呵，当然，葫芦藤上偶尔也会有小藤小芽的旁枝蔓出，于是我们的阑尾和 Meckel 憩室也就找到位置了，呵呵！说句题外话，很长时间内我们都误认为阑尾是一个纯粹的废物，没有任何价值，但是后来人们发现，阑尾其实是一个很有用的器官。

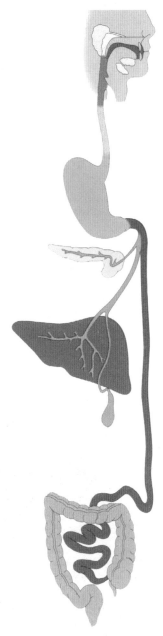

※ 消化系统简图。我们的消化系统就像一根结满了各色葫芦的葫芦藤。

49

TA BEI YE ZHE LE

他被噎着了 >>

下面再回到廉颇将军的肠胃。

首先呢，廉颇同志一定是不止吃了十斤肉、一斗米的，为什么呢，呵呵，按照我们传统的说法是：吃肉不吃蒜，营养少一半。所以廉颇同志在吃下大量肉类的时候肯定也是吃下了很多的蒜，呵呵，好了，细节补充完整，我们可以想象一下了，我们的廉老将军为了展示他的神武和年轻，是怎样狼吞虎咽地将一斗米、十斤肉，嗯，还有很多蒜吧，塞进了自己的嘴巴，

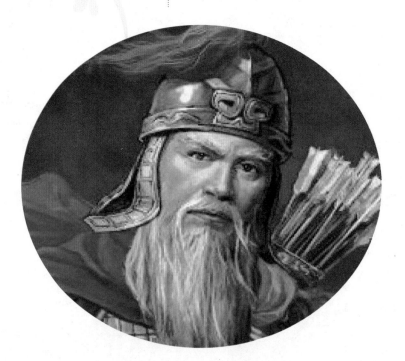

※ 廉颇大将军。

呵呵。那么，他遇到的第一个问题立马就来了，他被噎着了。

我们的消化道正常情况下都在从口向肠的方向有节奏地做着蠕动。年轻人的食管肌肉强健有力，食管蠕动占吞咽动作的90%以上。这种蠕动是如此强大和有效，所以我们可以看到一些富有冒险精神的年轻人在倒立体位下尝试着喝水。他们就是完全靠着自己的食管蠕动，克服了无所不在的万有引力，让水流在他们的肚子里面逆流而上。

但是，到了老年，食管肌肉发生退化，食管下端常常作出没有任何实际推动效果的收缩动作。整个食管蠕动在吞咽动作中的比例也只占到了可怜的50%。从而很多人都会有轻微的吞咽困难。这种变化一般不会引起不舒服，或是其他临床症状，不过偶尔也会让人感觉到胸痛和吞咽困难。这在临床上称为"老年性食管"，容易和其他的食管疾病混淆。不过，我们的廉颇老将军作秀心切，一下子吃进那么多的东西，难免会脸红脖子粗吧，哈哈。不过当时廉颇一定想：是难受了点，不过这样也好，至少脸色看起来比较红润。可惜啊，我们英名一时的廉老将军一定没有想到这只是他今天苦难之旅的第一站。战场上万人无敌的老将军，就要为自己漠视自然规律而受到自己消化道的报复了。

吃肉时要吃蒜的原因

在肉食食品中，尤其是瘦肉中含有维生素B1。一般说，维生素B1在人体内停留的时间很短，会随小便大量排出。如果肉中的维生素B1能和大蒜中的蒜素结合，就会产生协同作用，使它由原来溶于水变为溶于脂，从而延长维生素B1在人体内的停留时间，这样对促进血液循环，提高维生素B1在胃肠道的吸收率和利用率，以及尽快消除身体疲劳、增强体质等起着重要的作用。

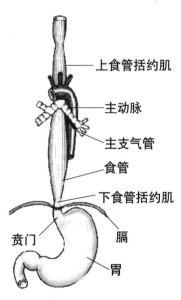

上食管括约肌

主动脉

主支气管

食管

下食管括约肌

贲门

膈

胃

※ 食管结构图。

RI "BO" XISHAN DE WEI

日"薄"西山的胃 >>

如何合理配置早餐

合理指的是早餐富含水分和营养，应该是享用热稀饭、热燕麦片、热羊乳、热豆花、热豆浆、芝麻糊、山药粥等等，然后再配着吃些蔬菜、面包、三明治、水果、点心等。牛奶容易生痰、容易过敏，不适合气管、肠胃、皮肤差的人及气候潮湿地区的人饮用。谷类食品在体内能很快分解成葡萄糖，纠正当晚可能产生的低血糖，并可提高大脑的活力及人体对牛奶、豆浆中营养素的利用率。蛋白质可使精力充沛，适量的蛋白质和脂肪可使食物在胃里停留较久，还能使人的精力充沛。水果和蔬菜不仅补充了水溶性维生素和纤维素，还可以中和肉、蛋、谷类等食品在体内氧化后生成的酸根，达到酸碱平衡。

好，我们的廉颇老将军一连打了几个带有浓重蒜味的响嗝，操起酒壶猛喝一大口，终于咕咚咕咚将食物全部冲过了仿佛雄关险隘一样的食管。听着一块块牛肉落到了胃里，廉将军定下心来苦着脸挤出一个笑脸，正要转身和赵王的使者继续寒暄，突然感觉自己胃部一抽。廉颇心中暗暗叫苦，心说："怎么这个毛病这个时候又犯了。"

什么毛病呢？呵呵，胃炎。

我们的胃在身体向着沉睡之路越走越近的过程中，很容易受到疾病的侵扰。其中最为常见的就是各种胃炎。

我们的胃就像是一个大酸缸，各种食物在里面被以胃酸为主的消化液不停地消化。而我们的胃壁本身也是由血肉构成，所以终我们一生，胃壁和胃酸的攻防都是这个小小的牛角型角落的主旋律。打铁还需自身强，虽然胃酸很厉害，但大多数人终其大半生都很健康。这是因为胃壁利用本身的分泌细胞给自己本身就很坚韧耐腐蚀的黏膜外制造出一层厚厚的黏液——碳酸氢盐屏障，加上自己飞快的细胞更新，固若金汤地抵挡住了胃酸、胃蛋白酶的推进。

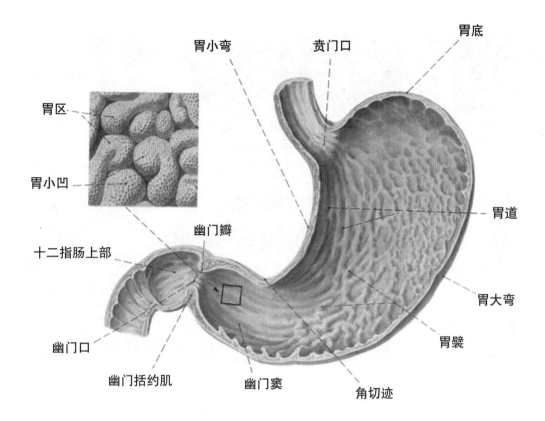

胃小弯　　贲门口　　胃底

胃区

胃小凹

十二指肠上部

幽门瓣

幽门口

幽门括约肌　　幽门窦　　角切迹

胃道

胃大弯

胃襞

※　胃结构图。

　　但是，由于工作负担重，加上作为为数不多的和外界物质直接接触的器官，工作环境恶劣，每天都在接触大量酸碱，或是细菌等物质，胃肠道也常常先于其他器官出现衰老和病患。很多年轻人不按时吃饭，夜生活中又常常暴饮暴食，所以胃很早就出现了功能紊乱和衰老，患上了不同程度的胃炎。有些人甚至罹患胃癌。爱心大使丛飞，《我叫金三顺》中的美丽姑娘熙珍，都是这样。要么英年早逝，要么无法在剩下的人生中尽情挥洒，只留下一个个让人扼腕的背影。

　　就算年轻时没有患上胃病，随着我们年龄的增

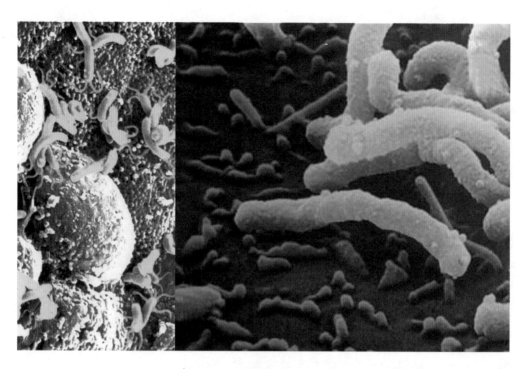

※　胃部幽门螺杆菌三维重建图。幽门螺杆菌分布在人胃幽门部，为呈 S 形或弧形弯曲的革兰阴性杆菌，现被证实是胃溃疡的直接发病原因。

加，情况也悄悄地起着变化。时间飞逝，老年人胃黏膜变薄，平滑肌萎缩，弹性降低。胃血管发生扭曲，于是全靠血液营养的胃黏膜发生了萎缩。老年人胃黏膜萎缩，胃血流量减少，腺体萎缩，多种细胞分泌功能下降。城门失火，殃及池鱼。于是曾经黏稠的黏液——碳酸氢盐屏障变得稀薄。而此时由于胃部老化，受损后的黏膜修复能力降低，所以胃部抵御酸的能力就大大下降。加上幽门螺杆菌的里应外合，胃溃疡就出现了。根据统计，最近十年来中老年人患胃溃疡的比率一直呈升高趋势。

而且医学界有一句俗话：胃是人的第二张脸。呵呵，这是什么意思呢，就是说由于支配胃部的迷走神经会受我们的情绪状况改变活性，所以我们的心情

会很直接地影响到胃的健康。由于男性背负的巨大社
会压力，很多中老年的男性都会有轻重不等的胃炎。
以廉颇那样从权力和荣誉的顶峰，跌落到赋闲在家
的结局后郁郁不得志的心境，患上胃炎几乎就是肯
定的。

　　一般来说在我们这个年纪患消化性溃疡的临床
表现一般都不会很典型，倒是食欲不振、恶心、呕
吐、体重减轻、贫血等相关后果性症状比较突出。
所以廉颇平时虽然胃炎不时发作，但他一定觉得还
不算什么。但是，这次突然一下把胃塞得满满生生，
他肯定会觉得自己的胃部会有一阵强大的隐痛袭来。

※　由于背负着巨大社
会压力，所以很多男性
人到中年就患有轻重不
等的胃炎。

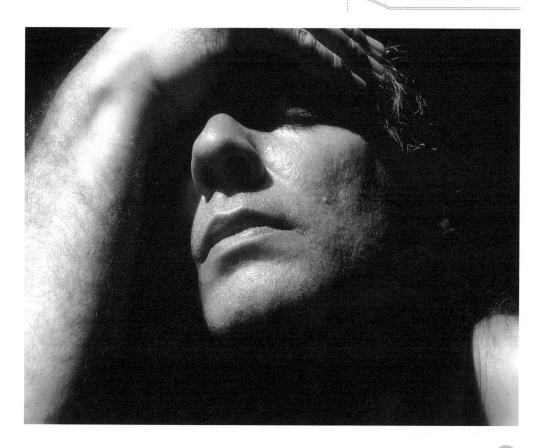

ZHENSHI TANGJI BEIHOU DE YINYOU

针石汤剂背后的隐忧 >>

果然不愧是一员宿将, 廉将军在胃部的强大痛楚前毫不惊慌, 眼睛一转计上心来。对着旁边的仆人小声耳语。片刻后, 仆人端上一碗汤药, 廉将军一饮而尽, 胃痛去无踪。然后宾主继续谈笑风生。

他喝的真的是醒酒药吗? 非也非也, 这不过是遮人耳目的说法。廉颇虽然这样不科学地喝酒, 但他一定还没有到要醉的地步, 因为酒精被我们身体吸收和代谢是和一个人的体重、肝脏功能密切相关的, 我们的猛将爷爷廉颇同志, 平时身体壮得像牛一样, 肝脏一向也是很皮实的, 所以他绝不可能是喝了这点酒就折腾到要醒酒药的地步。

胃, 作为我们身体这台精密而神奇的机器上一个立刻见效的调速旋钮, 它的重要性早就为医家所认识到。在对抗衰老的过程中, 无论是中医还是西方医学, 都很重视对胃的保养和调节。中国古代几个很出名的药方, 远至长沙马王堆出土竹简中记录的《养生方》, 中承宋代陈师文的《太平惠民和济局方》, 下至清代慈禧光绪时期的宫廷秘方中, 都少不了以人参、白术、茯苓、甘草、黄芪等为核心的健脾药物。廉颇将军刚刚喝下的，就是府中医官给自己调配的护胃药物。

不过廉颇将军一定不知道，虽然自己用针石汤剂度过了眼前的危机，但其实他自己的身体已经很危险了。为什么？因为胃溃疡有很大的概率转变为胃癌。

胃癌，单纯从症状上很难和胃溃疡相鉴别。它的发病率奇高，在全球规模的病理学统计中一路过关斩将，从消化系统疾病赛区以第一名的成绩脱颖而出，杀入恶性肿瘤总决赛。虽然没有能夺得头名，却也具有极高的人气值，让人不可小看。而且胃癌是一种发病人群特异性很大的肿瘤疾病，在两性间，不同年龄间，各国家地区间，各个种族间，甚至同一地区的不同时期，都有很大的差别。

很不幸，由于男性背负的巨大社会压力，所以在胃癌的发病率方面，男性也相应地达到了女性的2~3倍。另外，胃癌的发病人群中，40~60岁的患者又占了三分之二强。掐指一算，廉颇将军刚好两个都符合。所以他很可能一只脚已经站在地狱门口了。

不管怎么说，面前这一关好歹是过去了。廉将军一边在心中忐忑，生怕自己的肚子不听话，再给自己出难题；一边呢，继续和使者说话。

呵呵，他的担心没有错，他胃部的磨难还远远没有完呢。

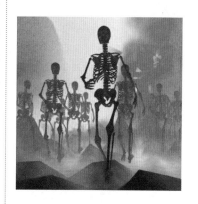

※ 男性背负着巨大的社会压力，身体状况存在潜在的危机。但他们多数是游走在地狱的边缘而不自知。

TA YOU ZUOLI-BU'AN LE

他又坐立不安了 >>

慢性萎缩性胃炎为常见胃部疾病。动脉硬化、胃血流量不足、烟酒茶的嗜好等都容易损害胃黏膜的屏障机能而引起慢性萎缩性胃炎。慢性萎缩性胃炎时，胃黏膜萎缩，胃部部分细胞被肠的上皮细胞取代。慢性萎缩性胃炎临床表现仅为上腹饱胀、嗳气、胃纳减退等消化不良症状，有时因胃内因子遭到破坏，维生素B12吸收不良，可导致慢性贫血。内镜检查及活检是确诊慢性萎缩性胃炎的唯一手段。

胃疼刚刚过去，廉颇大将军又觉得自己的肚子实在是撑得难受。

这又是为什么呢？呵呵，虽然由于胃壁弹性的降低，到了老年时，我们胃容量会从1500毫升轻微地扩张，但是健康老人（平均77岁）的胃排空时间，会从健康年轻人（平均26岁）的47分钟延长到123分钟。这个现象的产生，一方面是由于老年人胃部黏膜变薄，平滑肌萎缩，对食物的积压搅拌和推挤功能有了很大程度的下降。另一方面，也是由于老年人中或多或少都有萎缩性胃炎。有的医学家发现，在他检查的60岁以上的老人中，83.3%都有不同程度的胃黏膜萎缩性改变。

于是，作为食物推动力的胃肌肉力下降，加上直接和食物接触并起到搬运作用的胃黏膜大面积减少，食物也就顺理成章地在我们的胃里面逗留久了。

另外呢，作为食物的消化器官，胃除了利用机械力对食物进行搅拌和碾磨等物理消化之外，还利用自己分泌的胃酸、胃蛋白酶等对食物进行化学消化。

到了老年时，胃内的盐酸分泌减少，到了60岁的时候，胃酸的分泌量只有正常年轻人的40%~50%。胃酸分泌随年龄增长而降低的程度是如此明显，以至就算老年前期（40~50 岁），人们的基础胃酸分泌和最大胃酸排出量都有很明显的差异。和老年前期人群相比较，老年人的基础胃酸和最大胃酸排出量会低上 30% 左右。

呵呵，还有一个很关键的问题是胃部分泌的胃蛋白酶对于胶原蛋白的分解十分关键，而胶原蛋白又是肉类食物细胞之间的主要连接成分。要想很好地消化肉食，一定要有充足的胃蛋白酶分泌。而到了老年，胃黏膜大大萎缩，分泌细胞死的死，老的老，胃蛋白酶的产量也明显降低。所以老年人对肉制品的消化力就打了一个大大的折扣。廉颇一口气吃了十斤牛肉，不觉得撑才怪呢。

不管是从解剖上还是在心理上，我们的胃都是最接近心的器官。当我们的胃很舒服地满着的时候，我们的心常常也会觉得很满足。反过来，当我们的胃撑得很难受的时候，我们的心里一定也是顶得慌。

现在我们的廉颇老哥就是这种状况。好不容易把胃痛压了下去，却又觉得自己胃里面一直撑得很不舒服。那个难受劲啊，让他坐立不安。不过我们的廉大将军哪里是轻易认输之人。于是他对使者双手抱拳，命仆人牵来自己最心爱的狮子骢，翻身上马舞了一路大刀。这刀舞得是八面威风、张弛有度。使者当然是鼓掌不止，廉颇将军也是得意非凡，心中暗想：马背上一阵好颠，好歹把那些该死的牛肉和米饭给顺下去了，哈哈哈，我廉颇果然是机智过人啊。

呵呵，廉颇笑的时候，一定不知道他的肠胃也在冷笑，肠胃说：小样，别以为今天就这样过去了。我的花样还多得很呢，等着接招吧。

**何谓基础胃酸分泌和
最大胃酸排出量**

基础胃酸分泌是正常人空腹时盐酸的排出量，一般为 0~5mmol /h。最大胃酸排出量是指在食物或药物的刺激下，盐酸的排出量，正常人为 20~25mmol /h。

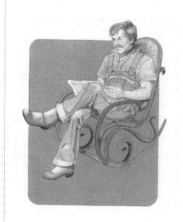

※　不管是从解剖上还是在心理上，我们的胃都是最接近心的器官。当我们的胃很舒服地满着的时候，我们的心常常也会觉得很满足。

三个宝葫芦登场了 >>

老年人的小肠重量比年轻的时候有轻微的减轻。在小肠上面有很多微微突起折叠的肠壁。这些肠壁显得毛茸茸的，所以医学上称它们为"绒毛"结构。这些绒毛和其上面更细小的突起——微绒毛，是小肠的物质吸收平台，平铺开来可以达到200~250m²。在老年时，绒毛和微绒毛都开始变短、变宽，小肠黏膜也变得萎缩扁平。这样的一个直接后果就是肠

※ 小肠绒毛电镜照片。

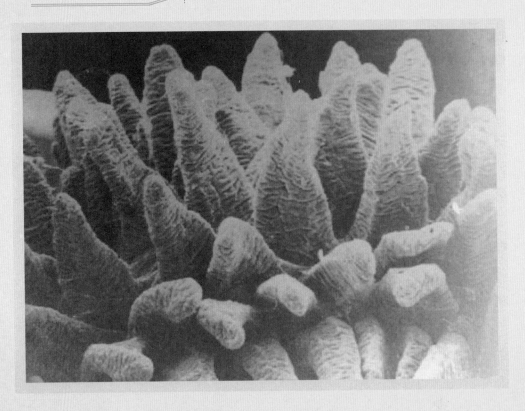

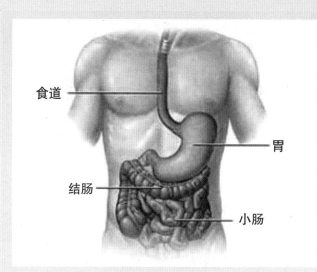

食道

胃

结肠

小肠

※ 消化道。

壁和食物接触的表面积大大下降，如果从肉眼看去，可以发现原本整齐细密的小肠黏膜皱襞粗大杂乱，和年轻时的肠管皱襞比较，就像是把富家小姐和自己女仆的手放在一起一样。另外，肠黏膜纤维增加，腺体萎缩，肠壁内淋巴细胞和淋巴结结构都大大减少，嗜碱性细胞广泛增生。由于肠道细胞的功能衰老，分泌各种消化液和对食物的吸收能力都大大下降。

　　食物的消化虽然是在消化道不同部位由不同酶完成的，但主要的吸收地点都集中在小肠。另外我们消化道的三个宝葫芦也就要在这个时候登场了。

※ 解剖消化系统。

LIANDAO XING JIAHUO DE "JUNHUOKU"
镰刀形家伙的"军火库" >>

和那十斤牛肉相比，一斗大米饭对廉颇老哥的折磨就算到此结束了。因为米饭主要由淀粉构成，它从口腔开始就被唾液淀粉酶消化成为麦芽糖，最后在小肠上端被彻底水解，然后再被二糖裂解酶分解成单糖，溶于水而被吸收。不过话又说回来，廉颇大哥也太脱离群众了，在战国那个大家普遍吃不起白米饭的时期吃了一斗饭，不仅是天价，而且对自己的身体也不好。

而那十斤牛肉，就不是那么简单打发的了。

这些牛肉主要由蛋白质和脂肪两部分构成。

蛋白质虽然是从胃部开始被蛋白酶分解消化，但是胃蛋白酶作用有限，主要是起一个将蛋白质"拆散"的粗加工的作用，只能将其中的10%~20%消化为可以被身体吸收的胨间质、蛋白胨和很少量的多肽等物质。

蛋白质的大部分都是在小肠内借助肠蛋白酶，以及开口于小肠的第一个宝葫芦胰腺提供的胰蛋白酶被分解的。

说起胰腺，这个呈长镰刀形的家伙年轻时候是最危险的阶段。胰腺是干什么的？胰腺除了进行胰岛素的内分泌外（这个问题我等下会在内分泌部分再给你细细地讲，呵呵），更是分泌各种强力消化液的地方。胰腺每天要分泌 1~2L 胰液。在这些 pH 值为 7.8~8.4 的胰液中，最主要的就是各种强有力的消化酶。胰蛋白酶、糜蛋白酶、羧基肽酶原、弹性蛋白酶、胰淀粉酶、辅脂酶、胆固醇脂酶、磷脂酶 A2，等等。这些神仙妖怪们在胰腺里面被大量分泌存储，使得胰腺就像是一个巨大的军火库。在正常情况下，胰腺的工作显得井井有条。蛋白酶都被小心地封装好，运输到小肠等工作场所才会被释放出来，产生活性。但是，年轻时由于酗酒、暴饮暴食等会使得胰腺工作紊乱，导致消化酶类在胰腺中被激活，就发生了急性胰腺炎。

想象一下，在一个巨大的火药罐里擦燃一根火柴的后果⋯⋯

各种消化酶连锁被激活，一时间整个胰腺成了

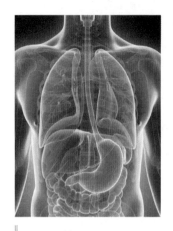

※　人体胃图。

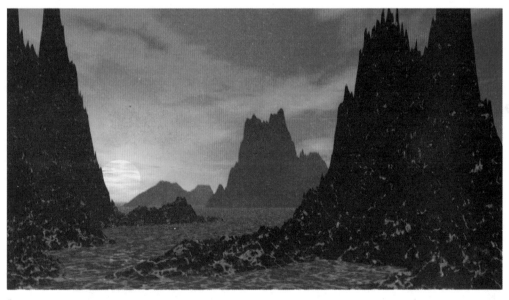

※　胰腺里面小心封存着各种各样强有力的消化酶，不到合适的时机和场合一般不会释放。但是，种种非健康的生活方式导致了胰腺工作紊乱，于是，许多消化酶在胰腺中就被释放，急性胰腺炎发作了。这好比一个巨大的火药罐里擦燃一根火柴，整个胰腺就成了人间地狱。

人间地狱。到处都是自我消化，到处都流淌着组织碎片和体液，一个个胰腺腺泡细胞就像是火灾现场中一个个坐以待毙的煤气罐一样束手无策地哭泣着，等待自己体内的消化酶前体被外界活化的消化酶连锁激活后将自己撕成碎片的命运。

万幸，廉颇老将军现在已经是老年，人们的消化系统在这个时期很少会有急性胰腺炎发作。

不过呢，虽然下降，分泌出的胰液还是能满足一般水平的消化需要的。或者是因为胰脂肪酶的分泌下降相对突出，所以老年人在这个时期往往都表现出对脂肪含量高的食物避而远之。经过调查，医学家们发现约有20%的老年人脂肪酶减少，40%脂质消化不良，27%肌纤维消化不良。

好了，回到我们廉颇爷爷的体内，他的胃在累死累活之后终于将食物们通过幽门推到了小肠。蛋白质在这个阶段的消化就比胃部快多了。一个是因为蛋白质在胃部好歹已经消化过一遭，不那么皮实了。另一个也是因为小肠里面的碱性环境，和胃部的酸性环境比起来就像是蛋白酶的天堂。从胰腺涌来的众蛋白酶摩拳擦掌，奋勇上阵，如砍瓜切菜一般就将蛋白质们拆成了一段段小小的肽段。然后众多肠绒毛就开始探头探脑地带着自己表面众多的肽酶来寻觅美味了。绒毛们数目众多，面积惊人，三下五除二就将肽段们分解成更小的片段，甚至是蛋白质的最小结构单位——氨基酸。然后，这些营养物质就通过肠上皮细胞的基底部吸收入血，加入我们的代谢和建设了。在通常情况下，80%~90%的蛋白质

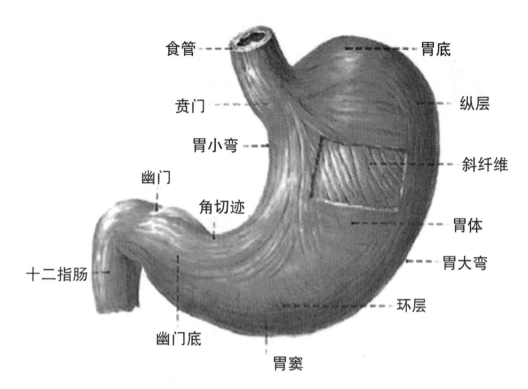

食管 --- 胃底
贲门 --- 纵层
胃小弯 --- 斜纤维
幽门
角切迹 --- 胃体
--- 胃大弯
十二指肠 --- 环层
幽门底
胃窦

中都在小肠内，于不到半个钟头的时间内被分解成单氨基酸。

※ 胃的结构图。

不过廉颇现在年纪太大，在30岁左右，胰腺的质量大概有60~100g。到了我们50岁以后，胰腺就开始减轻。到了80岁的时候，胰腺的平均质量就只有40g了。这种质量的减轻是和细胞的减少和萎缩相关联的。这个时候从显微镜下看去，我们可以看到胰腺细胞萎缩，里面的酶原颗粒减少，微小脂肪沉着，纤维增生，血管壁肥厚。随着年龄的增长，十二指肠的位置慢慢下移，胰腺的位置呢，也就跟着降低。随着总体的体积和质量的减少，胰腺的前后径也随着年龄的增长而变短。相应的，胰液的分泌量也大大降低了。所以一阵喊杀之后，还是有很多蛋白质逃离生天。

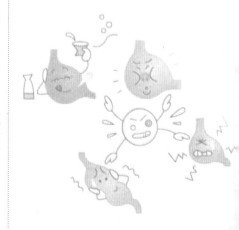

"脂肪消化联合大队" >>

　　牛肉中的脂肪们见势不妙，突然想起脂肪们基本是百分之百在小肠被分解成乳糜液，进而被身体吸收。于是众脂肪扎紧裤带，正想逃出这个死地。忽然斜刺里涌来一彪军，上书"脂肪消化联合大队"。呵呵，为什么叫"脂肪消化联合大队"呢，这就要说到我们身体内的另外两个宝葫芦了——肝和胆。

　　肝脏不管是从体积角度还是功能重要性的角度来说，都算是我们体内数一数二的器官了。它具有分泌、解毒、过滤等很多重要功能，同时，还具备肝静脉和门静脉两套循环系统。可以说，肝脏出事，身体必出

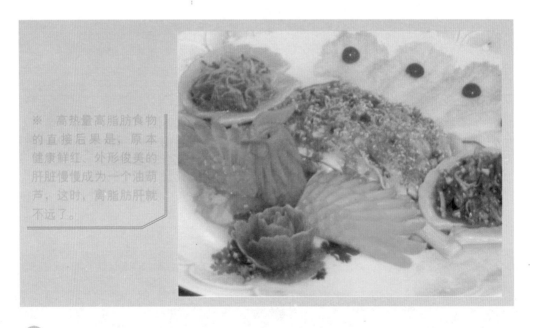

※ 高热量高脂肪食物的直接后果是，原本健康鲜红、外形俊美的肝脏慢慢成为一个油葫芦，这时，离脂肪肝就不远了。

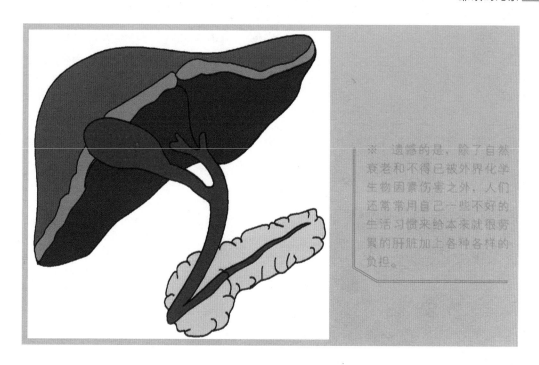

毛病；身体出毛病，也必然要牵扯到肝脏。

人们慢慢老去以后，肝脏的体积和质量都呈下降趋势。成年人的肝脏约为 1200~1500g，约占体重的 2.5%。随着时间的推移，肝脏以每 10 年 80~100g 的速度慢慢减小。到了 70 岁的时候，平均肝质量变成 1000g 上下。70 岁一过，由于肝实质细胞数量急剧下降，肝再生功能减退，肝脏的质量开始加速减轻。另外，随着年龄的增长，肝脏细胞的功能也开始退化，肝细胞内给自己提供能量的细胞器——线粒体的数目减少。为了补偿整个肝脏的体积减小，每一个肝细胞只能自己尽可能地担当起更多的责任，因此它会增大自己的个头来达到目的，肝细胞出现轻度的体积增大。却没想到，这使得肝细胞原本皱皱巴巴的外膜被撑得圆圆实实，很多皱襞甚至发生相互融合。于是肝细胞出现了表面积的缩小，使得肝细胞和血

护肝小贴士

1. 避免过度劳累，保持充足的睡眠。劳累会破坏机体免疫平衡，加重肝脏的负担，容易引致慢性肝炎的复发，慢性肝炎患者更要特别注意休息。

2. 不宜在空调低温环境中久待，空调房中不是自然风，空气污浊，易孳生病菌，损伤肝脏。

3. 肝炎患者饮食应以清淡、营养丰富的食物为主，多吃新鲜消化的食物，避免多吃油腻、油炸、辛辣食物。除蔬菜水果外，可多吃山楂、食醋等酸的东西。

4. 切忌饮酒，酒是肝炎复发的最主要原因之一。

5. 防止病从口入，生吃蔬菜、鱼或海鲜，都会让肝炎病毒有可乘之机，导致肝炎的发生，因此夏季要少吃生食。

6. 要注意个人卫生，饭前便后要洗手，不喝生水。

※ 随着年龄的增长，肝脏内药物转化酶活性降低，引起药物代谢延缓，作用时间延长。所以，这个时候服用药品药量都应该减少，以免肝脏解毒不及，药物蓄积使人中毒。

液接触面积减少，工作效率大打折扣，形成恶性循环。这样下来每一个肝脏的基本工作单位——肝小叶对血液的容纳量一步步变小，大量的血液在血管中排队等待。人多了难免会扯个皮啊吵个架啊什么的，推推攘攘混混乱乱会对血管造成各种损害，于是血管为了自保只有用纤维素给自己加固，增厚血管壁，把自己捆得严严实实。虽然明知道这会影响到以后自己的弹性伸缩，使自己长远功能下降，但是一时情非得已，血管壁们也就只有饮鸩止渴了。另外，长期的高脂肪饮食除了让人们的肚子大起来之外，也在肝脏里面的细胞中堆集了大量的脂肪。这些细胞吃进大量脂肪以后，也像人一样长得是肥头大耳。原来清晰的细胞结构都被大滴大滴的脂肪挤到一边，时间久了甚至看起来已经完全不像是肝细胞而像脂肪细胞了。于是，从宏观上来看，原本健康鲜红、外形俊美的肝脏，也就慢慢成为一个油葫芦，胀鼓鼓，油嘟嘟，外表发黄，彻底沦为一个中年大肚男了。我们医生呢，叫这种肝脏为脂肪肝。

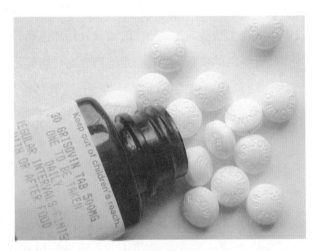

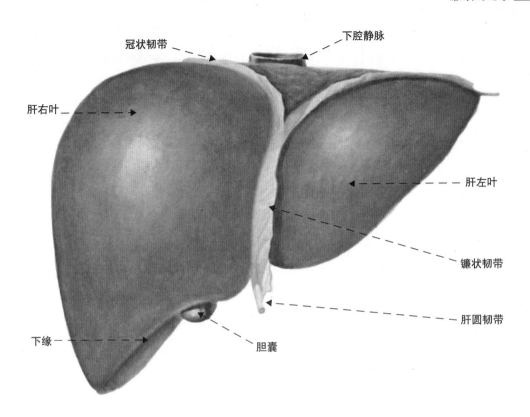

冠状韧带

下腔静脉

肝右叶

肝左叶

镰状韧带

肝圆韧带

下缘

胆囊

※　肝脏结构图。

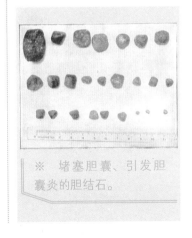

※　堵塞胆囊、引发胆囊炎的胆结石。

　　肝脏作为我们体内主要的过滤和解毒器官，一直孜孜不倦地合成着各种激素和酶类来保护我们在这个世界上不被各种各样的化学物品吞噬。因为肝脏很累，所以它也常常成为病毒的侵袭对象，最常见的就是肝炎。在全球，肝炎都是对人类健康和寿命的一个巨大威胁。光是在中国，单单乙型肝炎就有1.2亿人口罹患。

　　而且很遗憾的是，除了自然衰老和不得已被外界化学生物因素伤害之外，人们还常常用自己一些不好的生活习惯来给本来就很劳累的肝脏加上各种各样的负担。其中一个很常见的就是喝酒。经年累月的酒精浸泡下来，很多人的肝脏不知不觉起着变化。每3mL威士忌、10mL葡萄酒或者25mL啤酒都可以

粗略地算为1g乙醇。而每日摄入乙醇达到80g以上，持续10到15年就有可能诱发酒精性肝硬化。

无论是哪种情况引起的肝脏慢性病变，最后的结局都是肝硬化。在渐渐硬化的肝脏中，细胞不是均匀分布的。在正常肝脏中，细胞围绕着血管分布，形成一个个叫作"小叶"的功能和结构单位。

各个小叶之间用纤维素彼此隔开。当发生肝硬化的时候，原来泾渭分明的肝细胞和间隔的纤维素彼此交错分布，发生弥漫型纤维化，很多假小叶和再生节结形成，在临床上使得很多其他的系统也受到损害，肝功能极大地受损。这个时候不要说是喝酒了，就连基本的生活都得不到很好的保障。而且，从肝脏中通行的门静脉系统，也由于肝脏硬化受到堵塞，从而压力变高，形成所谓的"门静脉高压"。原本取道门静脉的脾静脉、胃底静脉、脐静脉也受压扩张。天长日久，脾脏不断肿大，脐静脉曲张虬结，胃底静脉也时常破裂形成上消化道大出血。于是所谓的肝硬化三联症就此出炉。这个时候的患者是很痛苦的。没完没了地呕血，肚子总是胀痛到想要撞墙的地步，对任何事情都没有兴趣，只是希望自己艰难的人生快点完结。

虽然说人必有一死，但是这样生活质量极端低下地走完人生最后一段旅程，也不是一件让人高兴的事情。

当然，如果我们有远见，对自己的身体很爱惜，而且运气也够好没有疾病意外发生，那么我们在老年时会有一个健康的肝脏。像上面我说的一样，尽管小了一些，萎缩了一些，功能下降了一些，但还是像从小把我们带大的阿婆一样，细致地守护着我们。

不过呢，由于这位阿婆年纪大了，血流量开始减少，本身的摄取、转运、代谢、排泄功能也受到不同程度的影响。和我们生活最直接相关的一点就是，这个时候的肝脏内药物转化酶活性降低，引起药物代谢延缓，作用时间延长。所以，这个时候服用药品一定要更改剂量。一些需要肝脏解毒的药品要适量少服，以避免肝脏解毒不及，药物蓄积使人中毒。而一些需要利用肝脏里面的酶转化后才能生成有效成分的药物就需要适量地延长服药时间。总的来说，我们这个年纪的人，服药时用药量都应该减少。

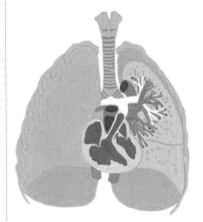

说到这里我又不禁想拿廉颇大哥来打趣。幸好他生在中国，这里表现身体很年轻的方式是展示胃口，要是他是美洲印第安人，那里认为肝脏的强健是身体强健的第一指标。那么他就只有通过大量吃药，然后用强有力的代谢来展示自己身体的刚健了。呵呵，要是那样，可能就不只是"三遗矢"的问题，而是挖坑下葬的问题了。

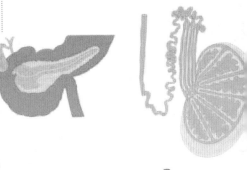

不过呢，肝脏还有一个很重要的功能，那就是分泌胆汁。胆汁中含有大量胆盐，它们可以将不溶于水的脂肪分解物包裹运载到达肠黏膜表面，从而有利于小肠吸收。

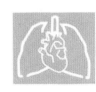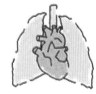

每天，胆汁由肝细胞连续不断地分泌，然后储存在另一个宝葫芦——胆囊中。胆囊的最大体积是 30~60mL，就像一个鸡蛋，可以储存 12h 分泌的胆汁（约 450mL）。在胆囊中，胆汁被浓缩

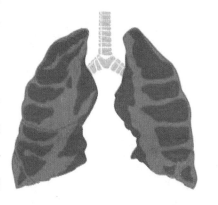

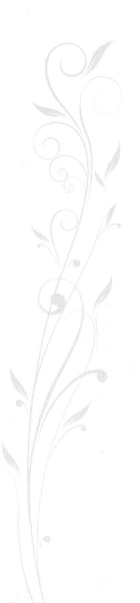

保存，胆汁中的水、钠离子、氯离子和其他的大部分电解质被胆囊黏膜吸收，而胆盐、胆固醇、胆红素等被浓缩。

当廉颇吃下的牛肉到达小肠后，脂肪们的行踪早被肝胆二兄弟探知。于是胆囊开始排空，将大量的胆汁排出，同时联合胰腺的脂肪酶，组成了"脂肪消化联合大队"。一时间，脂肪们郁闷到极点，以为自己这次就要在这里全体交待了。

正在这时，攻势很猛的"脂肪消化联合大队"突然乱成一团，不再有兵卒上来。剩下的脂肪顾不得多想，拉着缺胳膊少腿的蛋白质们夺路而逃。

呵呵，到底又发生了什么呢？原来啊，是廉颇的胆结石犯了。

老年人由于胆道慢慢地老化萎缩，所以弹性降低，胆囊有下垂的趋势，胆汁少而且很黏稠，加上老年人吃肉食的时间要少一些，胆汁受刺激排出的次数也相应减少。就算偶尔排出，胆囊口处的oddi括约肌也会因为自身的纤维化，对胆汁们百般刁难。久而久之，胆囊中的胆汁就慢慢地石化，生成了结石。

平时结石在胆囊中并不被我们所察觉，因为它毕竟是那么的小。往往，胆结石堵塞胆囊引发胆囊炎都是在晚上。因为晚上睡觉的时候，胆囊是处于口朝下的体位。这些细小的石粒就有可能在重力的作用下滑到胆囊管中，将其堵塞。

但是现在廉颇吃下大量油腻食物，胆囊受刺激太重，于是可着劲地大量分泌。一不小心胆结石们也就被带出来了。于是原本胜券在握的"脂肪消化联合大队"只有含愤收兵了。

这个时候的廉颇大将军只觉得，右侧腹部剧痛。不过呢，他的运气比较好，这次卡进胆囊管的石头很小，而且卡得不紧。所以当廉颇觉得腹部不适后一个急转扭腰动作就给松动了。于是廉颇将军逃过了一个典型的急性胆囊炎，也就无缘体会到后续的黄疸、发烧等症状的滋味了。

其实对于廉颇老将军来说，这也是不幸中的万幸吧。对于老年人来说，消化系统的疾病有这样两个特点：第一，由于神经反射迟钝，所以症状和体征都不典型；第二，穿孔率高，并发症多，死亡率高。所以胆囊虽然不是很大的问题，但是也不可小视。毕竟，就算是万分之一的死亡率，对于遭遇的病人来说，也是百分之百的不幸。

不过呢，廉颇没有想到，他还有一个最后的劫难在等着他。

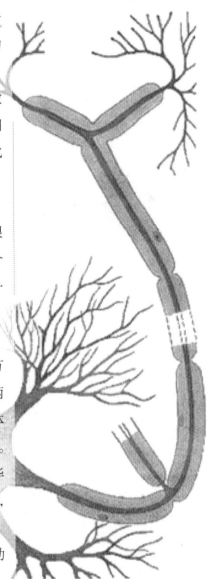

"CIXUANFU TEKUAI" BIANCHENG LE "LINGKE"

"磁悬浮特快"变成了"临客" 》

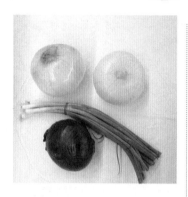

※ 蔬菜中含有大量的纤维素，有助于帮助排便。

你看看廉颇的菜谱，再想想爷爷平时的菜谱。你觉得少了什么？呵呵，对的，蔬菜。为什么蔬菜很重要呢？这就要从那些倒霉的牛肉和米饭在消化道中的最后一站——回结肠中的旅程说起了。

我们的回结肠，也就是人们通常说的，就像是我们城市中的下水道一样，它的主要作用是排泄——当然，大量的水分和一些少量的其他营养也在沿着回结肠慢慢蠕动的过程中被吸收。我们的消化道不是静止的。从食管开始，就有着向口腔以下方向的不断蠕动。大肠的运动尤为有力。基本上我们可以将大肠的结构看成是由一个个环状括约肌，以及括约肌之间的结肠袋构成的管道系统。这个管道系统有四种运动方式：

一、由环状肌收缩引起的袋状往返运动

它主要是将肠内容物挤入结肠袋中，没有实际的推进作用，有点像是给枪上子弹。

二、蠕动

这是整个消化道中最普遍、最常见的运动方式。它可以使肠道内容物缓和地运动，不会在一个地方停

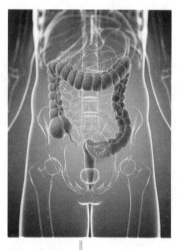

※ 大肠。

留过久引起堵塞,也不会像"多袋推进"和"集团蠕动"这两种运动那么强力,从而,也避免了"卡壳"的情况。甚至,很多时候,缓慢的蠕动还可以让肠道中原本不是很通顺的地方畅通起来。

三、多袋推进

这种运动是一个或一个以上结肠袋的收缩,它可以使肠内容物向前推进一大截。主要是饭后或控制肠道的副交感神经兴奋时出现。顺便说一句,我们平时饿了时,肚子的咕咕叫,就是它的杰作。

四、集团蠕动

这是最高速、最暴力的肠道常规运动,号称"大便高速列车"。常常见于进食后。这个时候小肠的十二指肠接触到进食食物的先头部队,于是无比兴奋,马上操起对讲机对下端的大肠肠道下达了清空让路,等待即将到来的大批新食物的指令。于是大肠全面动员,从横结肠开始压力陡然增大。不多时,在巨大的大肠括约肌的作用力下,一长串粪便鱼贯通过,呼啸着前仆后继投入到降结肠和乙状结肠中。

正常情况下,我们的大肠系统就是这么高效地运作着。年轻时,腰板硬朗马步深蹲,怒目圆睁凝神守元,长吸一口气后,丹田爆发,大喊一声:破!!——然后泥沙俱下黄白纵横。但是当我们身体慢慢老化的时候,肠腺形态异常,分泌的具有润滑作用的肠液大大减少,大肠的肌层开始萎缩。加上老年人的活动减少,肠蠕动缓慢了很多,结肠的集团蠕动也

开始变少，"大便高速列车"统统由磁悬浮特快变成了的"L"开头的临客。肠内容物通过结肠时间延长，肠道对粪便中的水分吸收过头，粪便开始坚硬干结。加上人老了以后肠壁平滑肌、肛提肌、膈肌，以及腹壁的肌肉收缩力都大大下降，于是从腰脊初级排便中心发出的"用力"指令无法在各处排便肌得到贯彻，大便无法被推动，肛门括约肌在收到阴部神经发出的"放行"指令后眼巴巴等到日落西山也看不到半点便便的影子，只有对大脑发出一个可怜巴巴的信号：呜呜，便秘了。

呵呵，回到刚才的问题。老人们之所以一般都比较喜欢吃或者说都被迫着喜欢吃富含纤维质的食物，这是因为这些富含纤维素的食物在肠道被消化后，分离出的大量的纤维丝能促进大肠的运动。而且，纤维素本身光滑的特性，也能让被它们包裹期间的粪便在肠道中走得更加如鱼得水。于是，列车再次流畅运行，前方到站——桃源洞。

※ 桃源洞。

SHAQIU SHANG DE CHENGBAO
沙丘上的城堡 >>

　　廉颇大人在一个可怜的午餐后连续遭受了多次打击。终于到了可以一泄肠胃的时候，却又碰上了倒霉的便秘。本来一次就可以解决的问题，但是偏偏肚子不争气，又怕使者久等，于是只有厕所客厅两头跑。可怜到最后被使者报告给大王，扣上了一个肠胃不好、拉肚子的恶名。

　　菲菲，你觉得廉颇冤不冤啊？

　　其实还是不冤的。

　　对于我们消化道这种时刻和食物进行着摩擦，一生都在永无尽头辛苦劳动的器官来说，磨损和侵蚀是家常便饭。没有任何细胞可以皮实到能够经得住一生这样的苦役。所以，消化道中，从一线的上皮细胞到幕后的分泌细胞，保持自身结构不变的方法是不停地产生新的细胞，用这种前仆后继的方法来从总体上达到一个动态平衡。

　　时间流逝，我们消化道表现出的慢慢老化，也主要是由于到了老年时细胞的更新率大大降低。岁月如飞刀，刀刀催人老。很多时候，我们的身体机能的绝对数值和年轻时相比并没有太大的下降。但是这种"假青春"的状态是非常脆弱的，就像是沙子构筑的城堡。在没有疾病或是劳累的浪花侵袭时，看起来还像年轻时一样巍峨雄壮，好像凛然不可侵犯。但是只要身体出了什么状况，一切就轰然倒塌，难以复原。

我们常说：年轻人犯错误，上帝都会原谅。套用一下就是，年轻人的身体出状况，上帝都会帮忙。而我们这些老家伙呢，如果没有老成精怪，还只是一个普通的凡人的话，就只有自己好好保养了。无论我们对自己的身体自我感觉再不错，也必须清醒地认识到自己的身体不能再被自己随性折腾了。健康如钱，年轻的时候有花有赚，偶尔大手大脚也无所谓；到了老年，就只花不赚，花一分少一分，一切都必须精打细算了。所以廉颇那样拿自己的身体逞强的行为，虽然有他不得已的苦衷，却也是万万不可取的。

在川渝两地餐厅的大厅中，常常会挂一幅龙飞凤舞的大字：能吃就是福。你奶奶也常常说：吃饭是人生第一大事，哪怕天塌下来，也要先按时把饭吃了。菲菲，今天爷爷把这两句话转赠给你，希望你牢牢记住，它们会让你以后的人生走得更加稳健和精彩。

一分钟了解人体消化系统的衰老

由于现代人的不良生活习惯和巨大的生存压力，我们消化系统表现出先于其他很多系统的衰老趋势。一般最早出现问题的是我们的胃，很多人尚在年轻的时候就会出现磨损和消耗后的一系列症状。到了中年期，不良的饮食和生活习惯更多地会损害我们的肝脏。随着年龄的增大，衰老的焦点更多集中在肠道的分泌和蠕动等消化能力的下降上。这个时候食欲不振和便秘成为老年人常见的头疼问题，同时，随着年龄的增大，胆囊结石和肝硬化的问题日益突出。

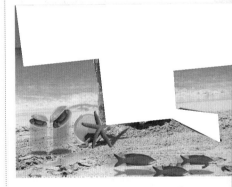

※ 随着年龄的增长，我们的身体机能也逐渐下降。就像是沙子构筑的城堡——在没有疾病或是劳累的浪花侵袭时，看起来还像年轻时一样巍峨雄壮，好像凛然不可侵犯。但是只要身体出了什么状况，一切就轰然倒塌，难以复原。

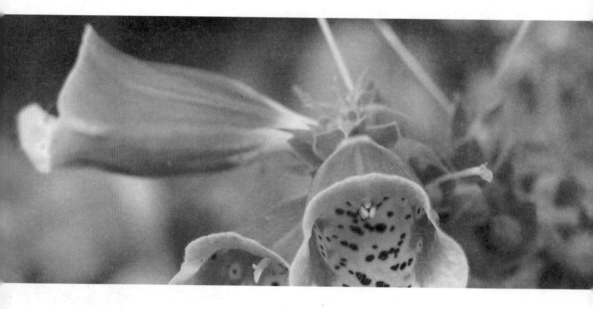

PART4

第 4 章
不休的铁匠二人组

在北欧神话中，主神奥丁和女巨人"大地"生下的孔武有力的儿子雷神托尔，一直在不倦地和天界次序的颠覆者——邪恶的巨人们战斗。有一天，因为机缘巧合，天生的工匠大师，青春女神伊敦的兄弟矮人辛德利和布洛克经过三天三夜不眠不休的劳动，为托尔打造出了威力无边的武器：雷神之锤。这三天里，辛德利手持大锤不停地击打，布洛克一直双眼不合地拉着风箱，用最神奇和纯洁的神圣之火煅烤着天界未来的希望。

你可知道在我们的身体中，也有一对不眠不休、勤劳的铁匠二人组在守着我们的生命之火不停地忙碌着？

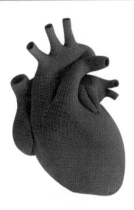

生命之火的守卫者 >>

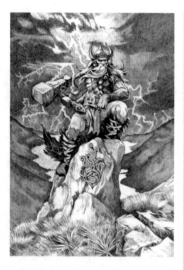

※ 北欧神话中主神奥丁和女巨人"大地"孔武有力的儿子雷神托尔。

在北欧神话中，主神奥丁和女巨人"大地"生下的孔武有力的儿子雷神托尔，一直在不倦地和天界次序的颠覆者——邪恶的巨人们战斗。有一天，因为机缘巧合，天生的工匠大师，青春女神伊敦的兄弟矮人辛德利和布洛克经过三天三夜不眠不休的劳动，为托尔打造出了威力无边的武器：雷神之锤。这三天里，辛德利手持大锤不停地击打，布洛克一直双眼不合地拉着风箱，用最神奇和纯洁的神圣之火煅烤着天界未来的希望。

为了奖励这个不眠不休的铁匠二人组为这个世界的贡献，主神奥丁将他们的剪影放在了星空中。直到今天，每当晴朗的秋季，我们都能在天空赤道的附近找到天炉座，这两个辛勤的工匠大师就在那里为守着神圣之火不停地忙碌着。

呵呵，菲菲，你可知道在我们的身体中，也有一对不眠不休、勤劳的铁匠二人组在守着我们的生命之火不停地忙碌着？

他们一个就是我们的心脏，一个就是我们的肺。

心脏就像那个手拿大锤的辛德利，一下一下有力的搏动，让我们身体中生命的河流——血液，永远不停息地流动着。

肺就像那个永远守着风箱的布洛克，一下一下引入新鲜空气，让我们最需要的氧气源源不断地汇进我们的血脉。

传说中的辛德利是矮人族，长得又矮又粗，其貌不扬。我们体内的这位铁匠——心脏呢，也是长得十分粗壮。我们的心脏分为四个腔室：右心房，右心室，左心房，左心室。血液从全身汇集后沿着主静脉注入我们的右心房。这个时候的血液就像一个疲惫的旅人，刚刚结束它环绕全身的漫长旅途。它的颜色从旅途出发时富含氧气的鲜红色，变成了全身背满二氧化碳的暗红色。这个时候如果有人去测量一下它的氧饱和度和二氧化碳饱和度，就会发现它所携带的氧气已经只有出发时的 75%——如果身体刚刚经历了剧烈运动，这个数字甚至会降到 25%，大约 5mL/100mL 血液的氧气被释放；而与此相对应的，它所驮运的二氧化碳从 48.5mL/100mL 血液升到了 52.5mL/100mL 血液。

随着心脏的搏动，血液经过右心房的大门房室瓣汹涌进入，然后顺次进入右心室，随着心脏的收缩经过肺动脉被喷入肺部。

呵呵，有一个医学院的老师们爱考的问题：身体里面什么动脉流的是静脉血？又是什么静脉流的是动脉血？

这里我们就可以回答第一个问题了：肺动脉流的是静脉血。这是为什么？这是因为动脉和静脉是依靠血流的方向来划分的。凡是里面的血流是从心脏流

※ 天炉座星团及其想象图。传说中不眠不休的铁匠二人组就在那里为守着神圣之火不停地忙碌着。

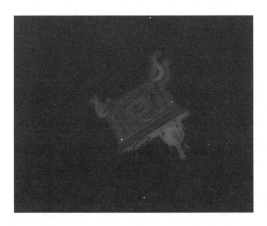

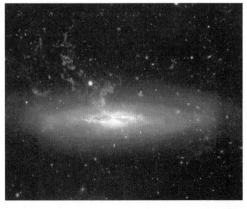

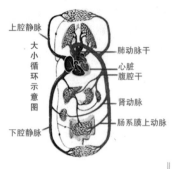

上腔静脉
大
小
循
环
示
意
图

肺动脉干
心脏
腹腔干

肾动脉

下腔静脉

肠系膜上动脉

※ 肺循环示意图。

向其他组织和器官，我们都称为动脉；凡是里面的血流是从组织和器官流向心脏的，我们都称为静脉。但是动脉血和静脉血却是按照它们里面的含氧量来划分的。凡是刚刚在肺部进行了气体交换，还未到组织中进行气体交换，富含氧气，而含有很少二氧化碳的血液，我们称为动脉血；而凡是刚刚在组织里进行了气体交换，还没能到肺部进行气体交换的，富含二氧化碳，而含有很少氧气的血液，我们称为静脉血。肺动脉里面的血流方向是从心脏流向器官，所以我们称它为动脉，不过它里面的血液刚刚经历了组织间的气体交换，还没有在肺部用二氧化碳换取氧气，所以里面的血液是静脉血。

菲菲，是不是听起来又复杂又简单啊，哈哈。好，爷爷再给你留一个问题，什么静脉里面流的又是动脉血呢？

血液进入肺部以后，在肺泡中经历气体交换，再经过肺静脉流到左心房，又从右心房进入左心室，然后随着心脏的强力收缩，通过主动脉瓣进入主动脉。于是，一次血液的气体更新，就这么完成了。

上部就是肺循环，在肺脏里，富含氧气的空气神奇般地把污秽的静脉血变成新鲜的动脉血；下部是通往全身各个组织器官的体循环，精力充沛的动脉血孜孜不倦地"喂养"着每一个细胞，自己却逐渐暗淡下来，变成静脉血。

什么，你知道我刚刚问题的答案了？嘿嘿，答得没有错，我们的菲菲真聪明。是的，身体里面唯一流动脉血的静脉是肺静脉。

那么这个不知疲倦的铁匠二人组，是不是在我们的一生中都总是不知疲惫、容光焕发地工作呢？当然不是的，它们和我们其他的器官一样，也在沉睡之路上一步步地前行，随着它们守护的神圣生命火焰的熄灭，它们也终将陷入无垠的沉睡。

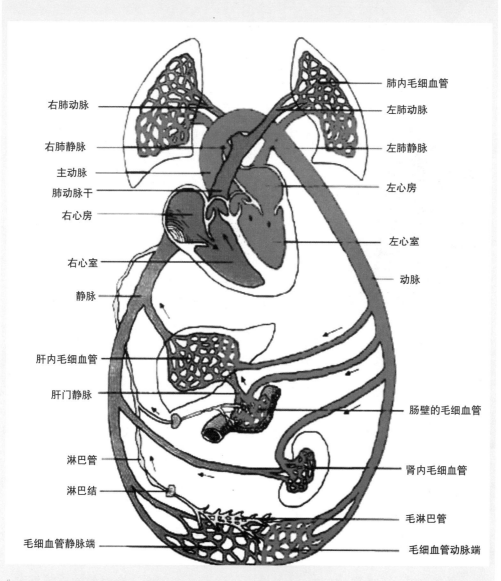

右肺动脉
右肺静脉
主动脉
肺动脉干
右心房
右心室
静脉
肝内毛细血管
肝门静脉
淋巴管
淋巴结
毛细血管静脉端

肺内毛细血管
左肺动脉
左肺静脉
左心房
左心室
动脉
肠壁的毛细血管
肾内毛细血管
毛淋巴管
毛细血管动脉端

※　血液循环模式图。

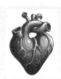

TANHUANG SONGXIE DE SHUIQIANG

弹簧松懈的水枪 >>

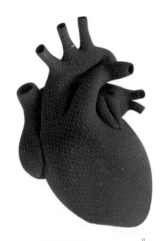

※ 心脏模拟图。

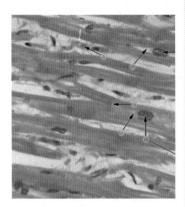

※ 心肌细胞中的脂褐素。作为身体的年轮，它在我们年老的身体里可真是无处不在啊。

　　和肝脏这些全身没有什么肌肉的技巧派相比，心脏无疑是我们身体里面不折不扣的力量型汉子。

　　这个家伙全身都是精悍的肌肉，没有一分多余的赘肉，在一个叫窦房结的结构打出的拍子下，一下一下地有力收缩着。随着时间的流逝，心脏就像很多做了一辈子体力活的汉子一样，架势虽在，却也不由自主地老将下去。

　　随着年纪的变大，心肌细胞越来越力不从心。不过因为心肌细胞的再生实在是很少，所以心肌主要是通过原有细胞的肥大，而不是通过心肌细胞的增多来应付日常的工作。90岁以前，随着血压生理性地升高，心脏也开始肥大增重。大约30岁以后，每年男性的心脏会增重1g，女性增重1.5g。这个时候心脏的平均质量是400g和350g。而到了90岁以后，心脏的质量随着血压的生理性下降而开始变轻。不过这个时候总的质量和年轻时比起来还是大大增加了的。70~90岁的老人的左心室后壁比起20~29岁的年轻人来，要增加25%。左心室和右心室之间的室间隔也会有增厚。

　　如果用显微镜来细细看这个时候的心脏细胞，我们可以看到在心肌细胞中细胞核的两边有大量的脂褐素——呵呵，还记得这个在脑部衰老中就出过场的家伙吧，作为身体的年轮，它在我们年老的身体里可真是无处不在啊。

这些脂褐素沉淀在心脏细胞中，使得衰老的心肌细胞呈棕色。不仅如此，脂褐素的沉积，就像是细胞中的一个个小地雷一样，会引起细胞中蛋白质的合成障碍。而蛋白质的合成障碍呢，又会直接影响到心肌细胞内收缩蛋白的补充，从而妨碍心肌的收缩功能，让心脏变得越来越无力。

另外在显微镜下还可以看到心肌细胞衰老后的一种物质是胞浆网上出现的一种可以被碱性染料染色的物质，这是心肌细胞中糖原的合成和分解异常产生的垃圾。和脂褐素一样，也是心肌衰老的标志。

好，讲了心肌细胞的衰老之后，我们再来讲一讲心肌细胞之外的间质的衰老。在心脏中占总体积20%~30% 的胶原、脂肪等间质，随着增龄也会出现增生。老年人心脏脂肪的增生，即脂肪浸润可以发生在任何部位，几乎波及心脏全层，尤其以左房、右室最为明显。发生在左心房和右心房之间的脂肪变会使得心肌内部的神经传导系统受到影响，从而导致心律失常。

心脏间质衰老时的变化，是淀粉样变。这里说的淀粉当然不是说心肌间质变成了淀粉，而是说在心肌细胞外面的间质内，特别是小血管基底膜处，有很多蛋白质黏多糖复合物蓄积。这些沉淀像淀粉一样遇到碘时呈棕褐色，再遇稀硫酸由棕褐色变为深蓝色。所以医学界称这种细胞损伤为淀粉样变。

在年纪大的人中，淀粉样变的发生率可以高达40%~70%，百岁以上的老人几乎 100% 有这种变化。淀粉样变主要累及心房肌层、心室肌层、神经传导系统和冠状动脉。

心脏保健饮食原则 3—5—7

3 高 （高纤维、新鲜度、植物蛋白质）
5 低 （低脂肪、胆固醇、盐、糖及酒精）
7 分饱

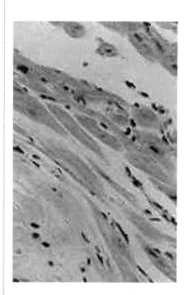

※ 心肌淀粉样变。图中小块状物体为已经发生淀粉样变的心肌细胞。

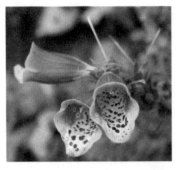

※ 洋地黄。这是一种原产欧洲的植物，现在常用的强心剂如地高辛等最先就是从其中提炼出来的。

心脏保健运动原则

3km（或5000步）
一星期至少5次
运动时心率小于
（170—年龄）次／min

对于心脏来说，淀粉样变主要引起两种害处。一方面是由于淀粉样变，细胞原有的功能被破坏，心肌收缩无力，神经传导系统发生紊乱，导致房颤、传导阻滞甚至心脏功能衰竭。另一方面，就是在心脏发生淀粉样变的时候，里面会有一种特殊的，叫作 Asca 的蛋白。这种蛋白会与一种叫作地高辛的药物相互作用，大大增加地高辛的药力效果。

这种药力作用的改变对于医生给老年人用药是非常重要的。地高辛作为一种从植物中提取的强心剂，在我们医生的手中已经使用了上千年。这种药药效强，起效快，但是毒副作用很大，稍微过量就会引起病人的中毒甚至是死亡。所以我们把地高辛称为"心血管内科医生手中的一把刀"，意思就是说它像手术刀一样锋利，见效快，作用立竿见影；而另一方面呢，它又很危险，就像是锋利的手术刀一样，稍有不慎就会给病人带来很大的伤害。由于淀粉样变的 Asca 蛋白会增加地高辛的作用，所以对于老年人用药，一定要在有经验的医生的指导下，对常规用药量酌情加减后使用。

由于上面说的老化变性，心肌收缩能力大大减弱。心肌细胞只有通过变得肥大来增加自己的力量。它们这一肥大不要紧，一不小心却又把心脏里面的腔室的空间给挤占了，让心房心室出现轻微的萎缩。这个时候量老年人心底和心尖的距离会发现有明显变短的迹象，左右心室的容积也在收缩和舒张的时候轻度缩小。唯一例外的只有左心房。这是由于心脏肌肉增生和衰老的不均一性，使得左心房相对扩张而产生这样的结果。

心肌和心脏腔隙的这些变化，使得心脏的收缩功能和舒张功能都大大降低。不过这种降低更多是体现在对收缩力的影响上。心脏的收缩力虽然下降得比较缓慢，但平均每年下来也有1%，积少成多，心脏的射血功能就大大下降了。现在的心脏就像是一把弹簧已经松了的水枪，要花更长的时间慢慢地蓄力，却又只能维持更短的射水时间。原来很利落连贯的一压一射两个动作，现在变成费了牛劲压上半天，临到射水时却只是软泡泡地射不了几秒钟就偃旗息鼓了。而心肌间质的变性也不是什么好事。原来心脏是一个很有弹性的协调整体，就像是一个弹力球一样，一触即发。一个部位的动作要传到下一个部位十分顺畅协调。现在可好，到处都是心肌间质的变性，就像在原来柔软富有弹力的弹力球里面胡乱地塞上铁块竹签，或者胡乱打上结。这样，本来协调一致的各个心房心室的搏动现在相互之间不能流畅地进行工作过渡，很多时候甚至变得各自为政，这时老人的心脏协调能力大大下降，没有弹力的心室也不能再自如地拉伸扩张。老年人这个时候的心室舒张能力就只有中青年人的1/2了。

文武之道，一张一弛。心脏一放一缩之间，将血液吸纳和喷出。现在心脏心肌无力，收缩无力；心肌间质又发生变性，使得心脏弹性降低，于是松弛也不到位。这样的直接后果就是心脏泵血功能减退。中青年人安静时心脏的泵血量可以达到5L/min，运动时可以达到25~30L/min。老年人就差多了，最大心脏泵血量只有17~20L/min。由于老人们的心脏功能下降了很多，所以在运动和遇到突发事件时容易发生心衰和心肌缺血。

呵呵，喝口水喝口水。其实呢，所谓大医治未病而给已病。我们平时在生活中多注意一些小细节就会大大减少心肌梗死的发生率。

夜间喝水防止心肌梗死

脑血栓形成绝大部分是清晨起床时被发现的，猝发时间多在半夜。老年人由于生理衰老等各种因素，大都有不同程度的动脉粥样硬化等心血管疾病，血液黏稠度也较高。人在夜间因呼吸和出汗会耗散部分水分，加之老人常有起夜（小便多）习惯，体液随之消耗也较多。夜间缺水会使血液黏稠度升高，血小板凝聚力亢进，使原来粥样硬化的血管更易产生栓塞，老年人如果在夜间喝一杯白开水，有助于预防中风和心肌梗死等心脑血管疾病的发生。

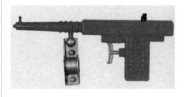

※ 老人心脏的收缩功能和舒张功能都比年轻时大大降低。更多体现在对收缩力的影响上。现在的心脏就像是一把弹簧已经松了的水枪，要花更长的时间慢慢地蓄力，却又只能维持更短的射水时间。

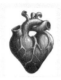

LINGLUAN DE GUDIAN

零乱的鼓点 >>

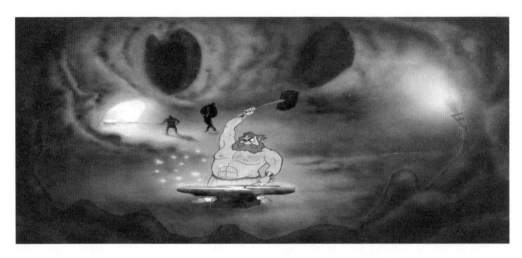

※ 铁匠打铁的时候总是喊着号子保持着最好的节奏，在合适的时间打下力道恰到好处的一记记重锤。对于心脏这个铁匠来说，节奏感同样很重要。

菲菲，你看过铁匠打铁吗？他们在红红的炉火旁边，喊着号子保持着最好的节奏，在合适的时间打下力道恰到好处的一记记重锤。

对于心脏这个铁匠来说，节奏感同样很重要。因为心脏依靠4个心房心室有序的收缩和舒张来完成自己的生理功能。如果心脏的节律发生了异常，嗯，也就是我们说的心律失常，它的泵血功能就会受到严重影响。

很不幸，对于老年人来说，心律失常是很常见的疾病。

2000多年前，波斯帝国开始建立驿道制度。驿道以波斯湾北面的王城苏撒为起点和中心，向西通到底格里斯河，再由此经叙利亚和小亚细亚，抵达爱琴海沿岸的以弗所，全长 2470km，完美地覆盖了整个帝国。国王在王都发出的最轻微的咳嗽，在一个星期之内就能如巨雷一般传进他的每一个最偏远地区的封疆大臣的耳中。

很少有人知晓美国邮政局的座右铭借用的就是希罗多德对波斯御道上飞驰的信使的赞词："无论刮风下雨，无论酷暑寒冬，无论夜色多么朦胧，都不能阻止信使们跑完指定的路程。"

在心脏中，由于对节律的高度要求，心脏中也建立了类似波斯驿道一样的神经冲动传导系统。心脏的搏动节律由一个叫窦房结的部位发出，也像驿道一样，经过层层传递和接力先后到达右心房、左心房、房室交界区、房室束、左右束支和末梢浦肯野纤维，最后传播到左右心室，引起心房、心室的先后有序的节律性兴奋、收缩和舒张。

但是在我们衰老的过程中这种原本完美的节律不断被削弱。最大的原因就是随着增龄，心脏传导系统细胞成分减少，以及纤维组织增多，脂肪浸润。40 岁之前，心脏传导系统中的起搏细胞就像是骑在快马上的信使，由他们在心脏传导通路上的每一站将信号接收，编译和向下一个目的地发出。心脏窦房结中起作用的起搏细胞占 70%。这个时候每个起搏细胞的负担都不是很重，偶尔还可以换岗轮休。所以这之前的心脏很少出现心律失常的病症。

到了中年以后，窦房结周围开始出现少量脂肪浸润，以后逐渐向结内浸润。这些结缔组织的增生和脂肪浸润堵塞了心脏神经冲动的传导途径。仿佛

心律失常为什么常发于老年人

这和老年人心脏的"内忧外患"有关。引起老年人心律失常最常见的"内忧"是冠心病、高血压病、心肌病、心力衰竭等，这些病变几乎占了老年人心律失常原因的 2/3；"外患"则指老年人的急慢性肺部疾病如肺气肿，情绪变化如精神焦虑、过度兴奋与悲伤、全身感染和中毒、贫血、电解质紊乱、呕吐以及体液平衡失调，某些药物如洋地黄、利尿剂等。除上述"内忧外患"外，老年人心律失常的基本原因还包括年龄增长，心肌纤维的老化、变性，窦房结冲动功能低下等。

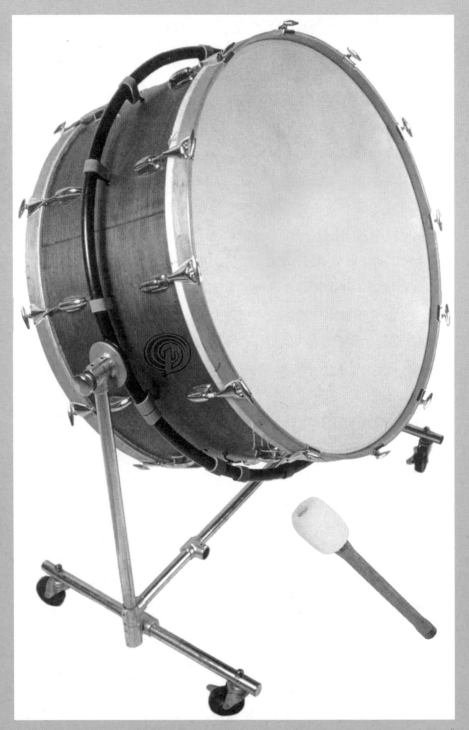

※ 随着我们的日渐衰老，原本节律感非常好的心脏也敲起了零乱的鼓点。

王都的城门外出现了交通堵塞，妨碍了神经冲动的传出。好容易出了王都，又遇到心脏中主要交通枢纽房室结和房室瓣钙化导致的传输要道（也就是房室束和左束支起始部）的扭曲。原本号称帝国金光大道的 6 条交通主干道：中央纤维体、室间隔膜部、室间隔顶部、二尖瓣带环、主动脉瓣环、主动脉瓣下心内膜等 6 大结缔组织，也不时发生纤维化和钙化，从而被阻断和被扭曲。就像遇到山体滑坡和强烈地震后的道路一样，让被传递的信号走起来倍感艰难。

更要命的是，随着年龄的增长，起搏细胞也不断地凋零。窦房结的细胞成分由 50 岁的 85% 下降到 70 岁的 50%，房室束的细胞成分由 10~19 岁的 57% 减少到 70~79 岁的 43%。总的来讲，70 岁以后心脏的起搏细胞减少到只有原来的 10%~30%。而填补细胞空缺的毫无生理功能的纤维成分则由 50 岁以前的 7%~8% 增加到 70 岁的 30%。原本人头攒动的信使驿道，现在变得人丁凋落，唯有"长依瘦马追斜阳"来继续背负自己永远不能停息的使命了。

信使日少，道路又变得越来越难走。原本高效准确的心脏"驿道"系统，出现误差也就难免了。有时候，一个个指挥心脏搏动的信号之间出现了不应该有的空缺，有时候又出现信号来得太密的情况，于是我们的心脏跳得忽快忽慢；有时候道路被破坏得太严重，从窦房结来的信号迟迟传不到下面心室的手中。于是心室只有起用自己的备用节律中枢，按照自己的估计，死马当成活马医地跳上一气。这样，心脏泵血的功能自然是大打折扣。

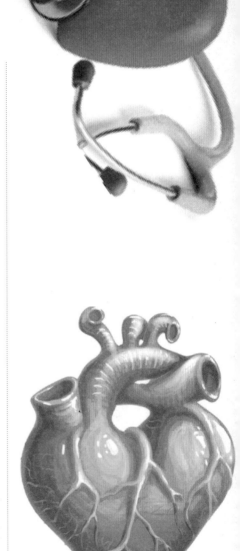

※ 心脏。

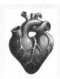

YI CHUAN SHOU "LIUHAO" LE

一传手"溜号"了 >>

从心脏中源源不断涌出的血液在血管中的日子也不是一成不变的。管壁原本光滑而富有弹性，血液在血管中流动起来没有丝毫的不顺畅，在身体某些局部遇到生理性血压升高或降低的情况时，血管们还可以用自身具有的弹力来控制血液的流量。这样，我们身体的每个局部都能够恰到好处地得到灌溉。

随着年老，情况悄悄地在变化。主动脉和动脉中纤维增生，弹性纤维也慢慢减少、断裂或是变性。这样下去就使得原本弹性十足的主动脉变得像是用钢筋捆扎后的橡胶管，加上原有的富有弹性的部分还被挖走削薄砍短，于是主动脉变得不能再随心所欲地拉伸和变性了。现在的主动脉容积增大，长度延长——这是自然的啊，被血流天天冲撞扩充嘛，管壁增厚——这是血管面对压力的自我保护，血管屈曲、下垂，

※ 人体主动脉在心脏泵血过程中起着弹性缓冲的作用，其地位好比排球运动中的一传手。老年人的血管弹性明显降低，一传手溜号给老年人的身体带来好多严重的问题。

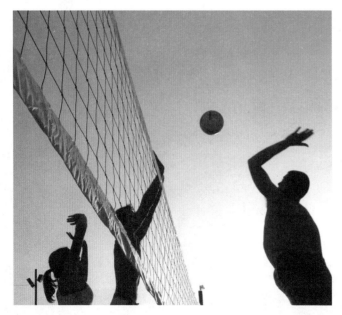

就像是一根被硬生生撑开拉长的老化橡皮水管。动脉们开始变得僵硬狭窄，时间长了，原来活力四射的弹力水管，现在都变成了硬邦邦的风干豇豆条。

主动脉下面，原来分布得密密麻麻的血管，现在数量开始大幅度减少。从显微镜下看去，就像是原来长了浓密的头发，而现在慢慢变秃的脑袋。病理学家们也根据这个叫它们：秃发区，哈哈。

至于静脉嘛，它的变化和主动脉比较类似。

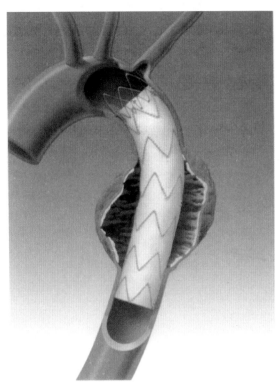

呵呵，爷爷我可以负责任地说：这些血管，变化很明显，后果很严重。

首当其冲的就是大动脉弹性储备作用的减弱。主动脉和大动脉的内径大、管壁薄、富有弹性，所以当心脏射血时，主动脉在心脏的射血喷射力下轻微地扩张，将极大的冲击力转化为自己的弹力。原来强有力的心脏射血进入主动脉后，就借助主动脉的弹性卸下了很大一部分冲击力。这就像排球运动中的一传手一样，先将对方凌厉的发球进行一下缓冲，然后再由自己的队员从容组织还击。

与此同理，每次心脏射血后，不是全部血液都立刻进入到快车道，而是三分之一的血液流向外周

※ 上支架后的主动脉。在遭受长期血流冲刷后，如果再合并先天或是后天的其他疾病，主动脉壁可能会发生变形突出，成为主动脉血管瘤，这个时候就需要在其中放置一个支架来代替局部血管经受血流的冲刷。

动脉，三分之二的血液被容纳于扩大后的大动脉中。等到心脏舒张的时候，扩张的大动脉开始弹性回缩，接替心脏作为动力源，推动着自己体内的血液向前有序地流动。于是正常血管中的脉搏都是比较舒缓的。大动脉就像是一个缓冲带一样，让各个组织避免了不时被一股股强劲的血流冲刷，又让它们随时都有源源不断压力均衡的血流供应。

但是对于没有弹性的主动脉来说，一传手的作用几乎全部消失。脉搏们进入血管之后没有像以前那样得到主动脉温柔的化解，于是它们就像是在家中得不到足够温暖的男子一样，头也不回地负气而走，一路狂奔。这样，脉搏在主动脉中的传递速度加快，器官们被强有力的血流冲击损伤的概率也就相应增加了。

所以说，我们的大动脉完全是用自己的血肉之躯为全身的器官们充当着压力缓冲器啊。

你看，一面是心脏收缩功能降低，一面是主动脉弹性储备功能减弱，这样一来，左心室收缩引起的

※ 血管。

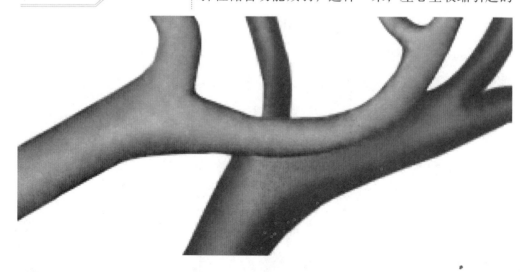

压力变化不再能得到主动脉的分担，而是全部由下游的动脉完全承担，于是血管收缩压不可避免地升高；而到了舒张期后主动脉又没有明显的弹性回缩，所以原有的血管舒张压回升现在也不再出现。这样就使得老年人的血压趋势常常表现为单纯收缩期高血压或以收缩期升高为主的高血压病。

从主动脉上发向外周的动脉的弹性降低使得各个器官的血流阻力增加。不过由于各个器官本身对血管的阻力不一样，所以各个器官之间的这种血流重分布不尽相同。一般心脑血流减少相对较轻，而肝肾血流减少比较显著。

而那些变得秃秃的毛细血管分布区又给我们带来什么变化呢？县官不如现管。对于我们身体基层的各个组织和器官们来说，大动脉和外周动脉发生的变化离自己好像还是很遥远。但是直接管着自己营养命脉的毛细血管的稀疏和阻塞狭窄就很严重了。供血不足的直接后果就是长期的慢性缺氧。这让老年人的脏器和肌肉都变得很容易疲劳，经不起长时间高负荷的运转，而且事后恢复起来要花比年轻时长很多的时间。用比较通俗的语言来说，就是没有年轻时那么能扛了。

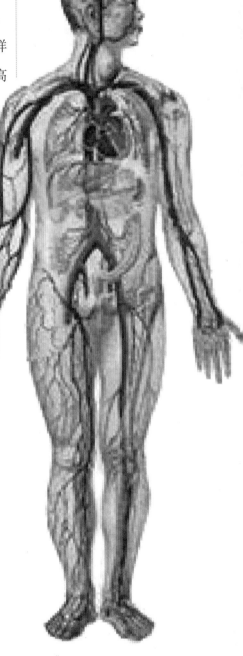

※　血管分布模式图。

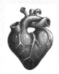

XUEGUAN ZHONG DE "LANLUHU" YU "DABAISHA"

血管中的"拦路虎"与"大白鲨" >>

常坐飞机的白领需要防治静脉血栓

飞机内座位小，尤其以经济舱更为多见，每个人都是一个挨一个坐，活动空间十分狭小，旅客的脚踝、膝部到大腿骨只能呈3个90°的弯曲，这样的姿势降低了全身的血流速度，又因飞机内空调的关系，使空气干燥，人体在此环境下很容易脱水，血液黏稠度就会增高而导致发病。一般长途飞行5h以上的坐姿旅行，应防止静脉血栓症的发生。静脉血栓症早期症状是自发性腿肚子痛、肿胀、局部发热等，行走痛、疼痛甚至造成不能行走。静脉血栓症如得不到及时治疗，可引发下肢静脉闭塞和静脉瓣膜的破坏，深部静脉栓塞能诱发肺栓塞，严重者可危及生命。

血管们发生的另一个可怕的变化是动脉粥样硬化。由于年龄老化，高血压和高脂血症使得大量的脂肪浸润入血管内部，破坏了血管的原有结构；高血压和血管自身的衰老使得内膜被损坏；被破坏的血管内膜又容易使血小板富集激活，从而形成大大小小的血栓。

这些血栓一旦形成，马上成为血管中的土匪流氓。胆子小一点的没有形成气候，配合着动脉粥样硬化占山为王，阻断血液的正常流动，使得身体局部供血不足。有些富有冒险精神的就开始离开自己的发源地，像一只居心叵测的鲨鱼，睁着狡黠而残忍的眼睛在血管中四处游动，随时准备对它认为合适的目标狠狠地扑上去祸害一番。

相比起来，前者的危害更大，也更日常。它们环环压迫，让我们的身体在辛苦工作后还得不到必需的给养。于是器官们要么是慢慢被损害，要么是一遇到紧急情况就熄火。比如原本几条冠状动脉配合默契，有效充分地保证了心脏的供血。但是40岁后的冠状动脉随年龄的增加而内膜增厚，弹性降低，相继发生粥样硬化和产生血栓。于是老人们就会因为冠状动脉供血不足而发生心绞痛。遇到激动或是运动的情况，原本可以勉强维持的心脏血供一下子出现巨大的供应缺口，心脏得不到足够维持自己运作的血液。于是心脏给冠状动脉的供血更少。这样一个恶性循环的后果就是心脏供血系统完全崩溃，心脏发生大面积的心肌缺血坏死，甚至引起心脏的衰竭。

游动性血栓的危害虽然没有固定性粥样硬化加固定血栓那样明显和常规。但是由于它的突然性和难防治性，它对我们老年人的危害一点也不可小视。

比如在胚胎期的心脏发育过程中，左右心房之间原来是通过一个叫卵圆孔的通道相通的。这个通道在出生前会被蔓延生长的心肌堵塞。不过还是有大约20%的老人的卵圆孔没有被心肌完全封死，而主要依靠左心房和右心房之间的压力差来保持它的不开放，形成一种所谓的潜在开放的状态。

到了老年，很多血栓从自己的生成部位脱落下来后，随着血液在体内四处游荡。而这些栓子在经过心脏的时候，很可能在血流的推动下顶开潜在开放的卵圆孔，发生栓塞，成为急性心梗的常见发生原因。

还有些血栓更加大胆，直接潜入了我们的脑部，引起我们脑组织梗死。它们极大地威胁着我们的智力、运动能力，甚至生命。以色列的铁腕强人沙龙，就是被几个从小肠产生继而潜入大脑的血栓整得生死不能，完全丧失了继续在政坛上呼风唤雨的能力，以至于他一直强力推动的巴以和平进程完全瘫痪。

从某种意义上来说，一个小小的血栓夺走了无数人的希望和未来。

所以呢，每一个老年人都应该像你爷爷我一样，平时注意吃低脂肪多蔬菜和鱼类的饮食，减少动脉粥样硬化的可能；做适当的锻炼，让自己的器官和血管都能得到舒活的机会；而且保持平和的心态，不要肝火太旺，不让自己的血管经受大悲大喜的冲击。

要知道，我们虽然不是每个人都像沙龙一样对历史有巨大的影响，但是对于爱着我们的家人，我们的健康同样是主宰他们幸福的一部分。

※ 血管中的"拦路虎"与"大白鲨"——血栓，它们张牙舞爪，阻断血液正常流动。

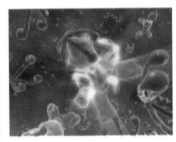

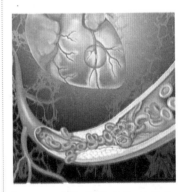

※ 动脉粥样硬化引发血栓示意图。

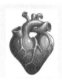

POJIU DE FENGXIANG
破旧的风箱 >>

什么？你要听我快点讲另一个铁匠二人组的成员布洛克。呵呵，好吧。

俗话说龙生九子，个个不同。布洛克和辛德利虽然是亲兄弟，但是在长相上还是有很大差别的。辛德利长得是短小精悍，布洛克长得是高大威武。而且布洛克是一个联体人。呵呵。你看我们的肺部不就是分为左叶和右叶吗。

※ 肺泡结构示意图。

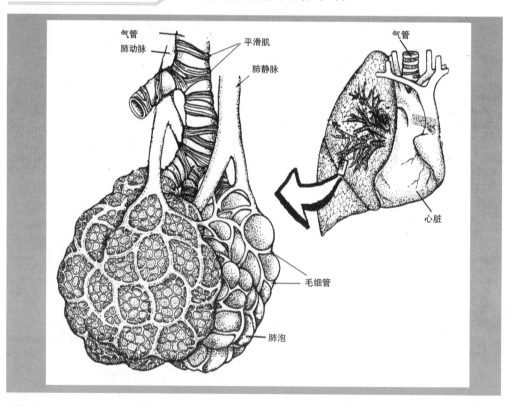

前面我给你讲过心肺循环的总体过程。在那个过程中，肺，也就是我们的布洛克，不停地一呼一吸，将自己的风箱拉得是虎虎生风。在这个过程中，一方面，右心室来的血液得到一定程度的提拉；另一方面，外界的新鲜空气被吸进或者呼出肺部。

其实肺很像是一个有两个树杈的倒立的苹果树。气管就是它的树干，向下走就是开始分叉的主支气管。从主支气管上分出很多小树枝，这就是细支气管了。一串串透明的肺泡挂在上面，就像是一个个的水晶苹果。

在肺部，肺泡中的空气和肺毛细血管的血液之间隔着一层极薄的膜性结构。从肺泡腔到血液依次是：极薄的液体层、上皮细胞层、肺泡上皮基底膜层、组织间隙、毛细血管的基膜层和毛细血管内皮细胞层。这 6 层结构构成了肺泡—毛细血管屏障。我们一般称它为呼吸膜。呼吸膜虽然层次不少，但是总厚度只有 $0.6\,\mu m$，有的极薄之处甚至只有 $0.2\,\mu m$。这是个什么概念呢？就是把 200 层这样的呼吸膜叠在一起，才有我们平时看到的一张 A4 纸那么厚。

另外，肺这个脏器是没有肌肉的，所以一切和呼吸有关的运动都是由我们的膈肌和分布于胸廓的呼吸肌来帮助完成的。

到了老年，气管的内径，特别是横径有所增大。气管和支气管黏膜上皮细胞萎缩老化，分泌型细胞增多。气管管壁的软骨退化，出现钙盐沉着和骨化，使气管塌陷和变得狭窄。这样的后果就是和年轻人相比，更多的黏液被分泌，而更少的被排出。所以我们可以看到老年人好像总是有吐不完的痰，说一

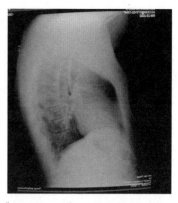

※ 肺气肿透视图。

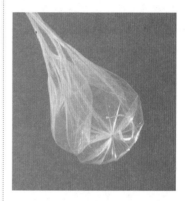

※ 老年的肺就像是一个被狠狠吹过后的气球，软踏踏的没有弹性，无法容纳很多空气，也无法利用自己的弹性将这些空气压入肺泡进行气体交换，或是在气体交换后排出体外，呼吸功能是大打折扣了。

补肺三汤

川贝雪梨猪肺汤

取猪肺120g，洗净切片，放开水中煮5min，再用冷水洗净。将川贝母9g洗净打碎；雪梨连皮洗净，去蒂和梨心，梨肉连皮切小块。各物料全部放入沸水锅内，文火煮2h，调味后随量饮用。

杏仁雪梨山药糊

取杏仁10g，雪梨1个，山药、淮山米粉、白糖适量。先将杏仁用开水浸，去衣，洗净；雪梨去皮，洗净，取肉切粒。然后把杏仁、雪梨粒放搅拌机内，搅拌成泥状。用清水适量，把杏仁泥、梨泥、山药、淮山米粉、白糖调成糊状，倒入沸水锅内（沸水约100mL），不断搅拌，煮熟即可。随量食用。

冬菇雪耳猪胰汤

取猪胰1条，猪瘦肉60g，冬菇15g，雪耳9g。先将冬菇洗净；雪耳浸开洗净，摘小朵；猪胰、猪瘦肉洗净，切片。然后把冬菇、雪耳放入锅内，加清水适量，武火煮沸后，文火煮20min，放猪胰、猪瘦肉，再煮沸，调味即可。随量饮用。

会儿话，喉咙里面就开始轰隆轰隆一阵。

向下到了肺部，医生们一般用"老年肺"这个概念来描述极端老化的肺结构。

典型的老年肺看起来不再像年轻时呈嫩粉红色。这个时候的肺部没有什么弹性，大量的细胞和肺间质老化消失，原来呈象牙色、光滑而富有弹性的肺内通气管道呼吸性细支气管被年复一年吸入的脏东西涂成灰黑色，一道道裂纹触目惊心地龟裂于上。原来富有弹性的肺泡也软踏踏地挂在支气管的最外端，扩张时懒洋洋的，提不起精神，收缩时无精打采，不能再像以前一样回复成小小的一个泡。

这个时候的肺部更多的是被冗余的空气占据，原有的细胞和肺间质构成的肺实体组织变小。肺部体积缩小，重量变轻，质地也变得松松软软。肺中气体的交换面积由于以上变化从30岁时的75m^{2}变成了70岁时的60m^2，老年人不得不更快、更用力地呼吸。于是肺部长期过度工作，肺泡壁变得愈发的薄，甚至有时候还发生断裂。同时，过度工作引起肺部血管的老化，肺泡壁中的血管数量和里面包含的血流量都开始减少。一个个肺泡壁破裂融合，肺泡数开始明显减少。由原来的肺泡融合而成的没有什么实际呼吸功能的大型肺泡不断出现。于是，原来生气勃勃的小肺泡们被增大的肺泡腔们代替，肺部失去了自己年轻时的活力，罹患了老年型肺气肿。

总而言之，这时候的肺就像是一个被狠狠吹过后的气球，软踏踏的没有弹性，无法容纳很多空气，也无法利用自己的弹性将这些空气压入肺泡进行气体交换，或是在气体交换后排出体外，呼吸功能是大打折扣了。

"老年肺"的发生率是随增龄而增加的，特别是现在的老人往往都有长期吸烟的历史，所以针对80岁以上老人的尸检中有两成多都可以看到"老年肺"。

菲菲，你说要是一个铁匠拿着一个破破的风箱，但是他又想吹出和好风箱一样的强大风力，那他应该怎么办呢？嗯，对的，多使劲，多压几下。

不过我们的布洛克就没有这么好的运气了，在我们的肺部发生衰老的同时，我们的呼吸肌肉也在慢慢的萎缩当中。本来我们的呼吸方式根据男女使用的肌肉各有偏重，男性由于肌肉力量大一些，偏重胸式呼吸；女性则采用腹式呼吸，利用腹部肌肉来辅助呼吸。但是随着衰老，我们的呼吸肌变薄，力量和耐力都下降了很多，所以渐渐所有老人都倾向于使用腹式呼吸来代偿自己力量的不足了。肺部衰老，呼吸肌又开始衰老，于是我们的布洛克只有拿着一个破旧的风箱，用自己已经乏力的胳膊去鼓风了。这样肺部的气体交换量越来越少，我们的铁匠二人组也只有守着越来越微弱的生命火焰相对无语了。

※ 肺的结构图。

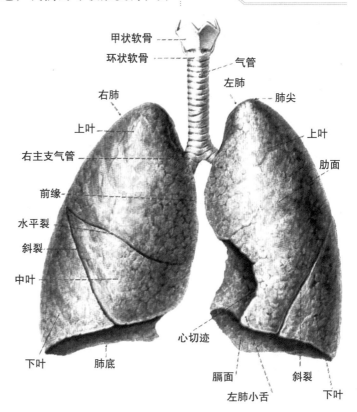

甲状软骨
环状软骨
气管
左肺
右肺
肺尖
上叶
上叶
右主支气管
肋面
前缘
水平裂
斜裂
中叶
心切迹
下叶
肺底
膈面
斜裂
左肺小舌
下叶

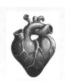

LI BUCONGXIN DE SHOUBIAN DAJIANG

力不从心的守边大将 >>

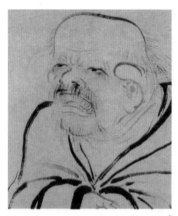

※　"鼻毛老子"图。

常用抗生素的毒性

氨基糖甙类抗生素有肾毒性和耳毒性，一般应避免作为首选药。青霉素类因其毒性低，常用量的数倍不发生严重反应，抗菌效果肯定，应是对其敏感的细菌首选药物。但对过敏者不能使用。某些头孢菌素可引起出血。某些老年人用亚胺甲基甲砜霉素时可有癫痫发作，特别是有肾功能不全者更易发生。万古霉素有神经毒性，对肾功能受损的老年人可引起听神经中毒。

作为和外界密切接触的器官，肺部可以说是我们抵御外界侵扰的前沿阵地了。在肺部方面军序列中一共有三条防线、两员大将。

这三条防线是：鼻腔中的纤毛、呼吸道中的纤毛—黏液联合部队、肺泡中的巨噬细胞。鼻腔中的纤毛又密又柔，将很多灰尘和颗粒过滤阻挡在外。呼吸道中的纤毛—黏液联合部队配合默契：黏液将有害的细菌，灰尘等粘住，然后纤毛有节奏地摆动，将它们清扫出去。就算有漏网之鱼，到了肺泡中，也会被时刻巡视的像大鲸鱼一样的巨噬细胞"啊呜"一口吞下肚去。

这是藏于日本冈山县立美术馆的我国著名画家法常画的老子图，因鼻毛外露，被称为"鼻毛老子"。此幅中，老子招风耳、秃头、张巨口，鼻毛直挂唇边，形貌虽"丑"，却又"丑"中见"美"。仙风道骨，奇绝脱俗。反映了我国古代对于鼻毛与老人健康的认识。

两员大将呢，呵呵，就是咳嗽和喷嚏了。

当位于喉、气管和支气管黏膜中的咳嗽反射感受器受到刺激时，"请求咳嗽"的信号沿着迷走神经进入延髓。然后延髓启动"咳嗽"预案。我们就不由自主地有短促或是较深的吸气。继而气管最上面的关口——声门完全紧闭，呼气肌强烈收缩，肺内压和胸膜腔内压急剧上升，然后声门突然开放。这样借助极高的肺内压，气体由肺内高速冲出，将喉以下呼吸道内的异物或是分泌物排出。

喷嚏反射是类似于咳嗽的反射。不同的是刺激感受器的位置是在鼻黏膜，传入神经是三叉神经，反射效应是腭垂下降，舌头压向软腭，于是气体从鼻腔喷出，将鼻腔而不是呼吸道中的刺激物清除掉。

老年之后，外敌不断侵入，自身又不断衰老，于是肺部以前固若金汤的防线也开始动摇。鼻腔黏膜的纤毛不断脱落，有害物质开始尝试着偷偷潜入；呼吸道中的黏液越来越黏稠，纤毛的摆动能力越来越低，大堆大堆的垃圾盘踞在呼吸道中等待清除；肺泡中的巨噬细胞廉颇老矣，有心无力。

就连原来英明神武的两员大将现在也萎靡不振了。由于神经系统的老化，咳嗽冲动传导慢、反应差；而且呼吸肌萎缩无力使得咳嗽不再有往日的效果，有痰咳不出，不爽啊。这个时候医生常常会开一些抗生素，但是，服用抗生素对老人来说也是有很大风险的。

喷嚏和咳嗽类似，不过稍微好点。因为它所需要的肌肉萎缩的情况算是呼吸肌中老化得比较轻的。所以这个时候的喷嚏还是很有点虎死不倒威的味道。而且我们还可以用人工手段来刺激神经，弥补这个时候神经传导和反应上的缺憾。嗯，这可是高科技哦。呵呵，你问是什么？看过清宫戏吧，没见到每个大人手上都捏着个鼻烟壶吗？哈哈哈哈……

一分钟了解人体心肺的衰老

心脏的衰老从中年后开始出现，主要表现为心脏储备能力的下降和心律失常的发生，老年人由于动脉粥样硬化，冠心病成为常见疾病。我们的呼吸系统和其他系统相比衰老得相对较晚，50岁以后才会出现让我们感觉明显的衰老。但是这种衰老一旦出现，特别是合并肺部反复感染的情况下，对我们生活质量的影响十分巨大。

鼻部的简易保健

洗鼻：
就是在洗脸的同时用凉水往鼻子上多撩几遍，并有意识地用鼻轻吸，使水少许进入鼻孔，来达到清洁鼻孔和保健的目的。持之以恒，对防治感冒有很明显的作用。

摩鼻：
用左手或右手的拇指与食指，夹住鼻根两侧并用力拉，上下连拉12次。这样拉动鼻部，可促使鼻黏膜的循环，有利于分泌正常的鼻黏膜液。此法还可以促进黏膜上皮细胞的纤毛摆，将混在鼻腔分泌液内的灰尘、细菌由喉部排出体外；又能使鼻腔湿润，黏膜红润，保持正常温度，增加耐寒能力。

中药塞鼻：
取野菊花放在蜂蜜内水蒸，蒸好后将它研成细末放入蜂蜜重新调匀。用时蘸少许涂鼻腔，每日3次。野菊花性味苦寒，有清热解毒的功效。现代药理研究证实，它对流感病毒溶血性链球菌、金黄色葡萄球菌均有抑制作用。

105

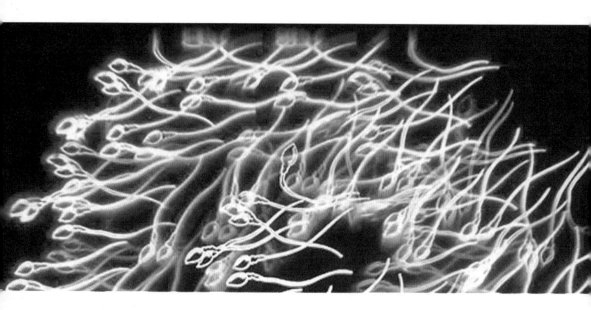

PART5

第 5 章
暗夜中的宝石

　　在我们年轻的时候，对异性的渴望，对爱情的梦想，对人生的憧憬就像是心中一股炙热的火焰一般，总是让我们不由自主地热血沸腾。那时候的身上，总是有使不完的力气。心中总有各种各样的激情和想法。想起来真是像宝石一样的日子啊。

　　其实，我们的这些生理特征都是由体内各种各样的内分泌腺体控制的。这些腺体释放出各种各样的激素，就像是一颗颗闪亮宝石组成的项链，串出了我们快乐的年华。

　　随着我们身体渐渐走上沉睡之旅，这些宝石也就像暗夜中的宝石项链一样，慢慢地将自己的光芒遮盖起来。往日的耀眼光华不再，而代以岁月宁静后的一份雍容……

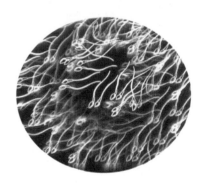

ZUANSHI HENG JIUYUAN
钻石恒久远 >>

爱情是人一生中最美好、最浪漫的一件艺术品。"自从相思河畔见了你，就像那春风吹进心窝里。我要轻轻地告诉你，不要把我忘记……"一首歌儿，一抹微笑，都会让年轻的心在无数个夜晚辗转难寐。就像是晶莹的宝石一样，我们的性腺在岁月的阳光下，折射出各种梦幻迷离的光芒。而男性的睾丸和男性生殖系统就是其中的钻石。它坚强而不尖锐，在自然界最大的压力面前闪耀出阳光一般神圣的光芒，将永恒的光泽投射到自己心爱的女人心中。

男女之间的爱情总是让我们感觉神秘和激动。

而性的衰退也是在衰老中表现得最为明显的。虽然对你，一个小小的小女孩子来说，我将要讲的一些东西是会让你面红耳赤的。不过，请记住，菲菲，

爱情中的激素分泌

男女对对方产生好感的时候，双方的体内就会分泌出睾酮和雌激素；这种渴望持续下去，到了双方陷入爱河的阶段，他们的体内就会分泌多巴胺和血清胺。血清胺在爱情里是最重要的物质，能让人在一段时间内处于疯狂的状态。它会让你无法意识到对方的缺点，会挡住你的视线。到了下一阶段，男女会持续关系，并希望得到更密切的结合，就会发展到出现两性关系，或是结婚。这个时候女性的体内会分泌催产素和加压素。催产素不仅在男女之间两情相悦的时候会分泌，母亲给小孩喂奶时也会分泌，这也证明了对女性来说，母爱和爱情是相同的。不过，繁华过后总有落寞，这些激素能维持的最高浓度，大概只有两年的时间，偶尔有人能保持这种分泌状态达到3年。所以如果没有及时结婚，把爱情转化为亲情，3年时间也就是自然爱情的一个极限了。

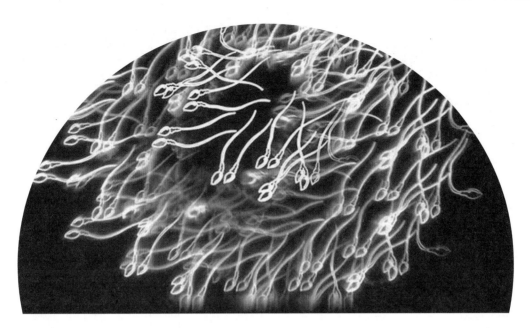

我们身体的所有都是自然赐予，所以我们也应该用自然的态度去面对我们身体的所有。特别的，是你有一个当医生的爷爷。

好了，我刚刚讲到哪里了？哦，对，性。左右男女两性能力的关键是性激素的分泌，而左右性激素分泌的是性腺。比如说在文学作品中被歌颂得无比崇高神秘的爱情，在生理学家眼中，却不过是一组激素分泌高峰与低谷的曲线图。

对于男性来说，性激素的分泌调节机制分为四个层次：下丘脑、腺垂体、睾丸、性激素和靶细胞的结合。前面两个都是我们身体中分泌腺的名字，我等下会一一讲到。不过现在，我想集中讲解的是最直接影响身体的性激素：睾酮、前列腺素。而分泌它们的主要是睾丸。虽然人们对于身体和性有着很多望文生义的错误联想和猜测，甚至像《围城》中方鸿渐老爹还想当然地开出利用麻油的润滑性来帮助胎盘滑落这种搞笑药方。不过，人们对于睾丸和性的联系，从总体

※ 高速拍摄的精子运动照片。

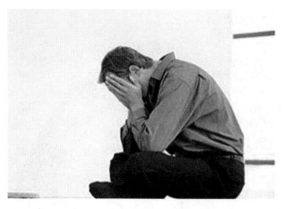

※ 男性进入更年期，睾丸分泌功能下降，雄激素向雌激素转换增加。第二性征比如胡须和体毛等生长速度减慢，有些甚至基本不再生长。

上来说，还是对的。

呵呵，有句比较粗的话是这样说的："想当年，迎风尿过墙；现如今，顺风尿湿鞋"。就是说男性的生殖能力不行了。研究表明，随年龄的增加，从50多岁起，精子数量逐渐减少，多阻滞在精母细胞的阶段。同时呢，畸形精子的发生率也开始变高，精子活力减弱，受精的能力也变得很微弱。不过睾丸这个家伙并不是像我们想象的那样不中用，一过五六十岁就算死掉了，医生甚至还能在90岁左右老人的睾丸中检查到精子的存在。这个结果也从侧面说明，华裔女子邓文迪声称和七老八十的传媒大王默克多通过人工授精生下骨肉，进而要求分一份遗产也不是很不靠谱。

另外，一定不让我们感到意外的是，我们在睾丸间质细胞中又一次碰到了我们的老朋友——脂褐素，呵呵。虽说天下四大美事之一是他乡遇故人，不过要是到处都遇到脂褐素这家伙就显得不那么美气了。就成了天下四大不爽事了：他乡遇故人——讨债。呵呵，你看这个脂褐素像不像一个讨厌的要债人，到处神出鬼没地出现，提醒我们已经欠了岁月一大笔债了呢？

睾丸分泌的雄激素一部分和它们的目标细胞结合，另外很少一部分也转化为雌激素。有数据说明，到了50岁以后，血清中睾酮的浓度开始直线下降。这可能是睾丸分泌功能下降和雄激素向雌激素转换增加两种作用共同造成的。不过这种血浆中睾酮含量的个体差异还是很大的。适当的体力劳动和锻炼能刺激间质细胞分泌睾酮，长期的过分疲劳则会让分泌减少；一直维持着正常性生活的人们血浆睾酮的含量会比较高，反之则含量明显降低。

不过这种不同人之间的差异也是有一定限度的。到了55岁以后，随着睾丸结构和功能的逐渐衰弱，男性常常表现出容易疲倦、体力下降、前列腺增生、性欲和性能力下降、精力不集中、易激动、乳房肥大等症状。一般我们称这组症状为男性更年期。呵呵，有时候爷爷在想，弥勒佛的那副样子就很像是处于男性更年期的样子，不过呢，他总是一副笑眯眯的样子，既不神情烦躁，也没有看到有疲倦、体力下降的样子。

随着雄性激素分泌的减少，前列腺上皮也逐步从柱状变成立方形，基质中的肌肉组织逐步减少，胶原纤维增多。因为前列腺增生主要发生于对雄激素敏感和依赖的侧叶、中叶腺体和基质。所以年过40的男性很多会出现前列腺肥大增生。往日飞流直下三千尺的快意，现在就只变成滴水穿石的隐忍了。

虽然在生理功能上男性的第一性征有了很大的变化，但是它的尺寸和外形还是基本没有改变的。倒是男子的第二性征，比如胡须和体毛等生长速度减慢，有些甚至基本不再生长。说起胡须，东汉末年，董卓发兵血洗汉宫屠杀太监一党的时候，就有很多老人因为没有明显的胡须而被乱军错杀。所以几经转折，后来民间认为胡子和寿命相关，于是流行起从年轻就蓄大胡子。你看三国里面的英雄关羽、张飞、徐晃、典韦……哪个不是大胡子。偶尔出来个周瑜玩小白脸造型，直接就早死，活生生给这个迷信添了一个反面例证。

多吃鱼预防前列腺癌

经常吃鱼的人不容易患前列腺癌。因为鱼体内含有的一种欧米加－3脂肪酸，这种物质有很强的预防前列腺癌的功效。特别是像三文鱼这种脂肪较多的海鱼体内含有较多的欧米加－3脂肪酸。

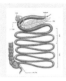

WENRUN DE ZHENZHU
温润的珍珠 >>

说完了男子，我就要说你们女孩子身体的变化了。呵呵，当然今天从我嘴里说出的"女孩子"至少都是XO级——起码超过50——以上的了。不过呢，我也不算乱说。你看你奶奶，在你专情的爷爷的眼中，不还是当年那个小女孩吗？呵呵！

好，言归正传。卵巢很像是睾丸在女性身体里的对应器官——都是两个，都是同时可以产生生殖细胞和性激素，都是在50岁左右开始明显衰老。卵巢就像是女性身体中两颗温润的珍珠一样，大小相似，表面都是温润如一。珍珠是大海给予贝母的女儿，象征着生殖和母爱。而在女性身体中，卵巢也恰恰是繁衍后代的关键。

不过呢，卵巢毕竟是女孩子身上的东西。所以呢，也像是女孩子的性子一样，是很多变的。在刚刚进入性成熟期的时候，卵巢大概是 4cm×2.5cm×2cm 大小，质量为 6~12g，就像是一个鸽子蛋那么大。随着年龄的增大，卵巢一路排卵，一路萎缩。到了 60 岁的时候甚至只有 3~5g 了。而它的大小也相应地变成只有 1.5cm×0.75cm×0.5cm，像是一颗小枣了。

从排卵功能上来讲，女性到了更年期就开始停止排卵。老年卵巢一开始还能维持自身的内部结构不变，过了 10 年左右，也就再也抵挡不住时间的打磨，彻底变成一团纤维组织了。我们称这个时候的卵巢为纤维化卵巢，或是硬化性卵巢。但是，这个时候也有一些卵巢容易发生癌变，毕竟卵巢癌也是女性生殖系统肿瘤中排名第三的金牌杀手。

从内分泌功能来讲呢，正常女性的血清雌激素主要是雌二醇和雌酮。在绝经期之前，女性的血清雌二醇处于 35~500pg/mL 的范畴，雌酮为 30~200pg/mL 的范畴。到了 40 岁以后，雌激素下降，血清雌二醇的浓度峰值只有年轻妇女的一半；到了绝经前期，雌二醇的血清含量继续下降到 20pg/mL，这时的女性基本就已经停经了。停经后雌激素一直持续下降，但也还算能保持在正常卵巢的早期水平，绝经后 3~5 年还有相当量的水平，直至绝经后 6~10 年才会降到最低。所以女性到了绝经期以后只是丧失生育能力，第二性征不会像男性那样出现大的变化。

激素水平的变化使得女性的生殖器也相应发生着变化。

绝经后的阴道在短时间内可以借助肾上腺产生的少量雌激素维持自己的状态。等到了绝经两年以上后，阴道开始明显退化，出现萎缩。这时候阴道上皮萎缩变薄，糖原含量减少，糖酵解产生的乳酸也下降。于是阴道中原本抑制细菌的酸碱度发生变化，使得阴道炎成为多发病。所以这个时期的女性一定要注意个人卫生，常常对自己的生殖器官用专门的洗浴液进行清洗。

这个时候的女性子宫和大多数器官不一样，它最让人感到不安的不是萎缩，而是增生。由于绝经后子宫内膜不再会有周期性的脱落，所以如果一些女性仍有较高水平的雌雄激素产生的话，子宫内膜会变厚。而这些变厚的子宫内膜具有相当的机会癌变。

所以当老年女性遇到绝经后阴道不规则的出血，一定要警惕，必要时一定要到医院检查。

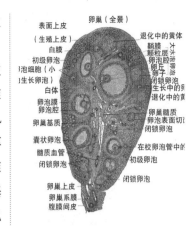

※ 卵巢。

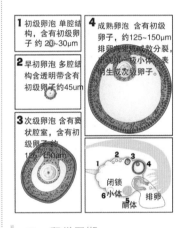

※ 卵巢周期。

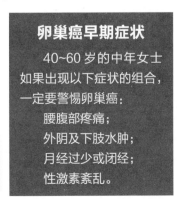

卵巢癌早期症状

40~60 岁的中年女士如果出现以下症状的组合，一定要警惕卵巢癌：

腰腹部疼痛；

外阴及下肢水肿；

月经过少或闭经；

性激素紊乱。

DOUSHI NEIFENMI RE DE HUO

都是内分泌惹的祸 >>

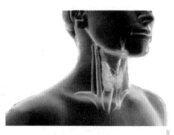

※　甲状腺在人体中的位置。

　　讲完了性腺，我们再来讲一讲和代谢相关的腺体。

　　我们年轻的时候又能吃又能动，身体就像是一台高速运转的能量转化机，将各种食物源源不断地从口中塞入，然后转化为我们身体中的热量和热情。那个时候的生活真是令人神往啊：徒步、爬山、各种搞怪的活动……伟大的诗人拜伦就曾说过：只有荒唐，才能有我们的年轻。

　　可是为什么我们现在变得不再像以前那样兴致勃勃？不再一看到吃的就两眼放光？不再每天12点吃午饭，下午3点就开始喊自己饿得不行？不再大冬天的也只穿一件薄毛衣就可以活蹦乱跳？甚至原来有些暴躁的脾气现在也变得越来越温和？

　　其实我在这里的一大堆感慨，都可以用4个字来概括：代谢降低。如果要找一个原因，我可以说都是内分泌惹的祸。和我们代谢息息相关的内分泌腺主要有胰腺和甲状腺。

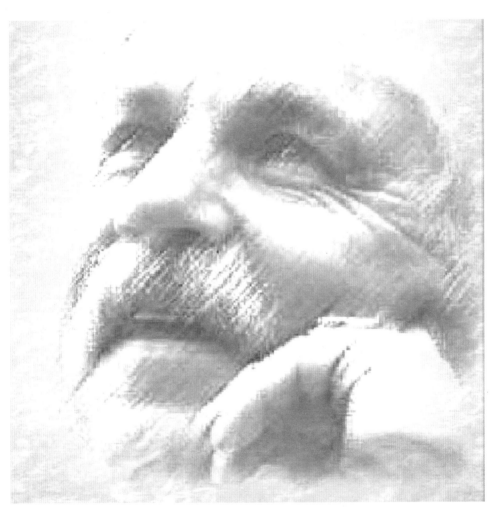

※ 告别了激情飞扬的岁月，人到老年，性格也被磨得越来越温和。

CHENGQI SHENGMING ZHI SHU DE FEICUI

撑起生命之树的翡翠 >>

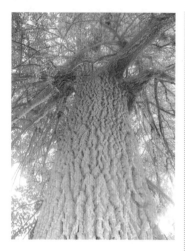

※ 胰腺帮助我们吸收营养，调节我们身体代谢，正是它托起了我们的生命之树，让我们的生命枝繁叶茂、生机勃勃。

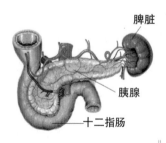

脾脏

胰腺

十二指肠

※ 胰腺解剖图。

对于生命之树来说，足够的养分是维持它生机的基础。在缅甸神话中，天地的主神有一块碧绿的翡翠。这颗翡翠养育着一颗无比巨大的树，这棵树托起了我们的世界。对于帮助我们吸收营养，调节我们身体代谢的胰腺来说，它就像是那颗主神口中的翡翠。让我们的生命枝繁叶茂、生机勃勃。

说起胰腺，菲菲你应该不会很陌生吧？对，我们在说到廉颇老将军的时候刚刚才提到它。不过让我们想不到的是，胰腺还是一个多才多艺的家伙。想当年古龙笔下的百晓生在制定"器官武林排行榜"的时候——哦，别较真，不是"兵器谱"，我不过是在开涮而已，哈哈！——对"肚子派消化门腺体分舵"目录下面的风流小生"胰腺"下的断语就是"内外兼修"四个滚金大字。这四个字可是不简单啊！这可是以前从没有人，哦不，从没有器官得到过的评语啊！此点评一出，武林为之惊动，大家纷纷打听胰腺何德何能能配得上这四个字。

后来一看，胰腺这小子却果然是有两刷子。

这里的"内外兼修"就是说胰腺是分泌腺中唯一同时具有内分泌和外分泌功能的器官。所谓外分泌是指分泌出的物体沿着有形的管道被排放到身体内或是身体外特定位置发挥作用的分泌形式，比如唾液腺、汗腺等。对于胰腺来说，外分泌就是指它分泌的胰液沿着胰总管—肝胰腹壶（胰总管和胆总管汇合后的管道）—十二指肠这条路线进入到小肠中参与食物的消化。这些胰液就是我们在廉颇大将军那一段中提到的"脂肪消化联合大队"的枭兵悍将们，它们在对食物的消化中立下了汗马功劳。

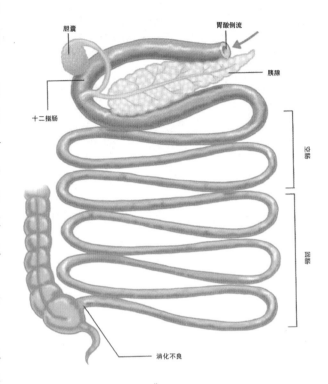

※ 胰腺与消化道示意图。其中像片叶子的就是人体的胰腺。

而内分泌则是指内分泌腺体或细胞所产生的生物活性物质——激素直接释放到体液中发挥作用的分泌方式。对于胰腺来说，它的内分泌行为就是指胰腺分泌胰岛素和胰高血糖素进入血液，调节我们身体的代谢水平。

胰腺的这个本事更是了不起。它通过它上面的胰岛 B 细胞分泌胰岛素，从整体水平上调节代谢，全面促进机体合成代谢，对于单独的细胞个体，胰岛素也具有调节细胞生长、增殖，抑制细胞凋亡的强大作用。胰岛素是在正常情况下唯一能够自然而然降低血糖的激素。它一方面可以增加细胞对血糖的利用；另一方面阻止身体动用脂肪，或是将肝脏中储存的糖原分解为葡萄糖，双管齐下，降低血液中血糖的含量。同时胰岛素还能促进蛋白质的合成，促进生长。

胰岛素注射常识

注射时应先抽取短效胰岛素（清亮），再抽取中效胰岛素（混悬状）。应用胰岛素专用的一次性注射器或胰岛素专用注射笔，于上臂侧面、大腿前/外侧、腹部和臀部外上 1/4 处进行注射。上述部位应有计划地轮换使用，每天可在身体同一部位注射，但每次的注射点应相距 2cm，以防止脂肪增生变性，影响胰岛素作用的发挥。

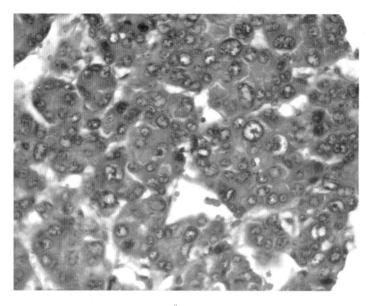

※ 胰腺癌组织样本图。

到了老年，胰腺开始萎缩。通过对大鼠的解剖研究得知，胰岛中B细胞的比例随着年龄而变化，胰岛素的分泌单位——胰岛的增生能力随着增龄而下降。看到这个结果，我们一定会想，完了，那我们体内的胰岛素的水平一定也相应地下降了。那岂不是每个人到了老年都会得糖尿病？

实际情况当然不是这样了。毕竟，我们平时对胰岛素的需要和在极端情形时的需要还是差得很远的。虽然胰岛素的水平下降了，但它在我们体内引起的反应已经足够我们平时的生活了。这就是我们并不是一到了老年就会患糖尿病的原因。不过呢，我们老年时胰岛素调节身体基本代谢的功能是非常脆弱的。据统计，老年人身体对于胰岛素调节的敏感性会比年轻时候下降40%左右。就像是老马拉车一样，虽然马儿老了，没多少力气了，但是在它的负担不是很重的时候，老马可以走得像年轻时一样从容不迫。但是，如果遇到需要发力狂奔的时候，马儿由于年龄带来的颓势就很明显了。如果不幸遇到疲劳过度的情况，马儿甚至会直接脱力昏死，醒来后也再没有拉车的能力了。

对于我们来说，这种"脱力昏死"意味着糖尿

病的罹患。在老年时患上糖尿病往往意味着轻松享受幸福晚年的梦想破灭。当然了，如果不幸患病，我们也不能讳病忌医，现在通过注射胰岛素还是能很好控制病情发展的。不过呢，在自己家中自己注射胰岛素的患者一定要注意以下几点，这样才能确保自己安全治疗，而不会伤害到自己。

虽然我们还不是很清楚老年型糖尿病是因为什么而产生，但是我们无比清楚它的后果和危害。很多人因为在糖尿病前期的时候，身体感觉没有特别大的变化，所以从来不按照医生的意见来控制自己的饮食和服药。这样往往到了糖尿病后期，全身器官都受到侵害时，才悔之晚矣。

不过，我想说的一句题外话是，糖尿病现在越来越有年轻化的趋势。菲菲，等你到了中年的时候，爷爷可能已经不在了。不过你一定要记住，到时候不要经常过度劳累，不要迷信补品，不要吃饭毫无规律。人生的每一个阶段都有它自己的味道。如果你只是享受到了一个疯狂充实的中年，却无法像爷爷我这样拥有一个比中年时间更长的健康悠闲的晚年，那该是多么遗憾的事情啊。

呵呵，说得累了。我们去喝点果汁吧，待会我再给你讲我们身体的另外一个容易在衰老中失效的按钮——甲状腺。

别忘补钙

糖尿病患者血糖浓度较高，肾脏在排出过多葡萄糖的同时，对钙离子的滤过率也随之增加，日积月累，导致大量钙从尿中丢失。因此，糖尿病患者必须警惕骨质疏松症。注意有无腰背酸痛等症状，同时测定血钙、尿钙，或用骨密度仪测定骨密度，早期发现，早作处理。宜用脱脂或低脂牛奶、钙片等，还可在医师指导下应用维生素D、双磷酸盐、降钙素等。

※ 糖尿病7常识。

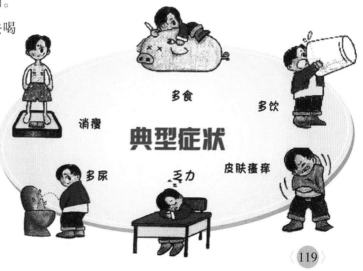

典型症状

多食　多饮　消瘦　多尿　乏力　皮肤瘙痒

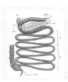

SHANBIAN DE MAOYAN SHI
善变的猫眼石 >>

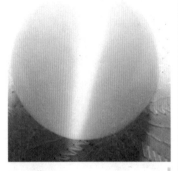

※ 猫眼石。

有一种名贵的宝石叫猫眼石。在它的中间，有一个类似于瞳孔的圆核，在阳光下，不同的光线射入，它的圆核会呈现不同的大小变化。它看起来就像是猫眼一样善变无常、不可捉摸。而甲状腺也是这样，随着年轻时代的到来，它会如强光下的猫眼石一样瞳孔大开，尽情挥洒着无穷无尽的精力；而到了老年，它就像放在暗处的猫眼石一样，无精打采地半眯着眼睛，一副慵懒的样子。

是不是还是很抽象？好吧，直白一点，你也可以把甲状腺看作一位典型的中年武汉妇女：精力旺

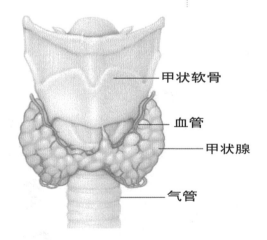

甲状软骨
血管
甲状腺
气管

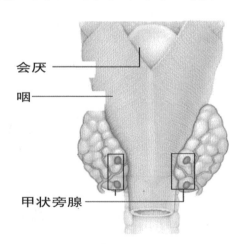

会厌
咽
甲状旁腺

※ 甲状腺及甲状旁腺。甲状腺后方为气管，上方为甲状软骨，也就是我们所说的喉结。甲状旁腺长在甲状腺的背面。

盛、快人快语、行事泼辣、很容易被招惹。这么蹦跳了半辈子，到了老年期，它却又一改往日的活跃，变得温顺和蔼。像所有失去锐气的悍妇一样，不再时时出现在我们的视野中，甚至有些萎靡了。

年轻时，这位大姐作为身体代谢水平委员会的主要领导，主要分管业务就是我们身体的产热排热，以及氧气的消耗。正常成年人安静时的耗氧量是 225~250mL/min，甲状腺激素缺乏时可以低到 150mL/min，过多时甚至可以高到 400mL/min。而 1mg 的甲状腺激素就可以使我们身体产热增加 4.18×10^6J。这是什么概念呢，这就是说，只要 1g 的 1‰的甲状腺激素，就可以让我们的身体发出相当于提着 1kg 的物体行走 426m 所需要的热量。除此之外，这位姐姐对我们身体几乎各个器官都要定期指导工作。她提高我们神经的兴奋度，促进我们血液系统的造血功能，提高我们呼吸和消化系统的工作效率，加大我们骨骼和肌肉系统的运动能力，同时维持女性身体正常的性功能。一句话，她就像一位我们在韩剧里面常常看到的热心肠邻家大婶一样，成天张罗着，把我们身体的日子过得红红火火，热热闹闹。不过

甲亢患者的饮食须知

甲亢病人每日所需热量，比相应年龄段正常人群所需约多 10%~20%，因此应采取高蛋白、高维生素、高热量饮食。甲亢患者应少食鱼、虾、贝壳类海产品，禁食海带、紫菜等海藻类海产品。甲亢患者应多食富含维生素A、B、C、D、E 及矿物质的食物，如新鲜蔬菜水果、坚果（花生、瓜子、松子、腰果、杏仁等），动物肝、肾、蛋黄、牛奶及奶制品，胡萝卜、豆类食品，必要时应及时补充复合维生素B，维生素A、D、C 等。但要注意，须忌食咖啡、浓茶等促使人们精神兴奋、失眠等加重甲亢病情的食物。

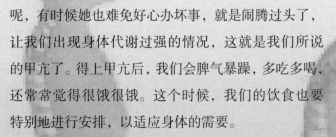

呢，有时候她也难免好心办坏事，就是闹腾过头了，让我们出现身体代谢过强的情况，这就是我们所说的甲亢了。得上甲亢后，我们会脾气暴躁，多吃多喝，还常常觉得很饿很饿。这个时候，我们的饮食也要特别地进行安排，以适应身体的需要。

得上甲亢不是一件让人愉快的事情，老了以后甲状腺的功能减弱也不是什么好事情。很多东西就像是空气一样，虽然宝贵，但因为我们须臾不离，时间长了，反而让我们不再察觉它们的存在。只有它们忽然哪一天离开了，我们才会深深感觉到它的无法替代。这些东西不多，但也不少，比如空气，比如爱人，比如，甲状腺。

到了老年，我们的身体代谢水平委员会党组成员兼产热分管领导开始越来越没有工作热情。于是我们身体的代谢水平明显下降。这个时候最突出的感觉就是我们的身体不再像年轻时那样热乎乎的，相反，身体还经常发凉。这个时候的我们开始害怕起天冷来。常常一股凉风吹来，自己身上就是一抖，仿佛是冬天糊窗户的旧报纸一样。虽然我们的脾气好了很多，不再像年轻时那么容易冲动，但这是我们用全面机能的收缩换来的，我们没法跟岁月较真。

呵呵，甲状腺大姐还有四个小妹妹，她们长得都差不多，所以我们也就难得区分，统统叫作甲状旁腺了事。这些个小家伙长在甲状腺的背侧。她的主要业务范围是提高我们身体对钙质的吸收和保持我们血液中钙质的浓度。由于她长在甲状腺的上面，所以也就不可避免地随着甲状腺的衰老而一起慢慢萎缩。所以这个时候老年人的血钙水平开始降低，而且体内的钙质大量丢失。于是腿脚抽筋、骨质疏松这些毛病也就闻风而来了。一般来说，我们都是缺什么补什么，所以我们在老年时常常通过吃药或是多吃含钙的骨头汤啊，海带啊什么的来补充钙质。但是，我们也要注意，老年阶段同时也是结石性疾病的多发期。而钙质的沉淀是结石的一个重要发生机理。所以补钙虽然必要，但是不可盲目过量，不然，虽然腰腿不抽筋了，改成天天肾结石疼、胆结石疼，一样会让人烦恼不已啊。

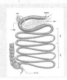

JIQING SISHE DE HONG BAOSHI

激情四射的红宝石 >>

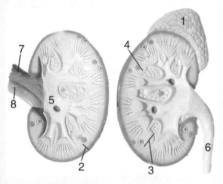

1 肾上腺　2 皮质
3 髓质　　4 肾乳头
5 肾盂　　6 输尿管
7 肾动脉　8 肾静脉

※　肾与肾上腺。

　　如火的激情在这种宝石中燃烧，当你凝神望去，你会觉得一股无法抵御的激动和疯狂，从这块红得就像是暴怒火焰一样的石头中直直地流到你的心里，直到你心中某个地方，突然轰的一声，原本已经遗忘、冰封已久的疯狂和力量开始在心中无比霸气地流淌开来，你全身充满了力量、冲动和欲望。我们的肾上腺就是这样一个让人割舍不下而又无比危险的家伙。

　　说起脾气火爆，爷爷记得原来在学校读书的时候，生理课的老师说女的脾气大，第一要看甲状腺，男的脾气大，第一要怀疑肾上腺。

　　呵呵，老师当然是在开玩笑。不过肾上腺的确对我们在遇到紧急情况时的应激反应起到了很大的作用。肾上腺作为一个复杂的内分泌腺体，它的外表皮层部分和内在的髓质部分分泌不同的激素，对我们的身体起到综合而复杂的调控作用。

　　其中髓质部分分泌的肾上腺素和去甲肾上腺素——呵呵，后者之所以叫这个名字是因为它的化学结构比肾上腺素少了一个甲基——在我们紧张、激动时作用非凡。它们可以使我们心跳加快，血压升高；使我们全身紧张，停止一切不必要的活动，为我们所面临的局势做好一触即发、迅速反应的准备。

在我们应激的时候，通俗地说，在男生遇到漂亮女孩子，或者你们女孩子遇到很帅的男生时，肾上腺素和去甲肾上腺素就会大量分泌。人们在遇到危险，或想要打架的时候也会大量分泌这种物质。现在有很多所谓的美女作家都在自己的小说中写到什么空气中弥漫着肾上腺素的味道这一类貌似情调实则胡扯的句子，哈哈哈哈！虽然不靠谱，但是她们倒也强调出了肾上腺的重要。

不过，到老年的时候，这种刺激人激动的必要装置肾上腺也显得日益多余了。这时，肾上腺会出现阶段性萎缩，肾上腺重量逐年减轻，70岁以上尤甚。这时，借助医用显微镜，你会在肾上腺表面看到一些小小的结节，还能意外地看到我们的老朋友、老债主脂褐素的影子，哈哈哈。

这个时候的肾上腺功能的变化和我们前面讲的胰腺有些类似。在平时安静条件下，老年人身上的肾上腺功能活性和年轻人没有大的区别。但是一旦遇到强烈刺激，血液中的激素还是会出现上升，但是要恢复到正常水平就要花上很长的时间了。

不幸的是，老年人由于心肺功能的降低，体力活动常常不能持久，所以在还没达到以前锻炼水平的时候就出现缺氧。而这对于我们身体来说不啻于一个强烈的刺激。而这时，我们的肾上腺已经老了，不能像年轻时做出迅速的反应，也不能在刺激过去后迅速恢复原来水平。由于以上的原因，老人在运动时容易出现意外情况，在运动过量后很容易一病不起。

因此，老人们一定要注意让自己保持身心平和，不要做过于剧烈的运动。毕竟老天已经把我们的激动反应器肾上腺收回去了，人不能违背自然啊！

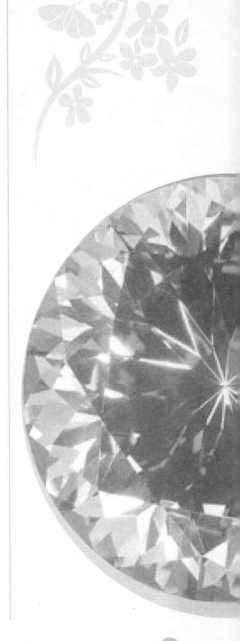

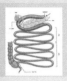

神秘绚烂的金色琥珀 >>

千万年前松树流下的一滴松香眼泪将一只午后的小虫紧紧包裹，演绎了一段超越时空的传奇。当我们从光线下看去，纤毛毕现的小虫在自然的鬼斧神工中安然而立。我们的下丘脑就像是这样的一块琥珀，它复杂到极致，全身散发神秘复杂的金色光芒，为我们的生命勾勒出一幅绚烂、精致、复杂到极致的内分泌画面。

※ 下丘脑和垂体。从图中我们可以看到，下丘脑和垂体的位置挨得很近，它们在功能上也紧密联系。

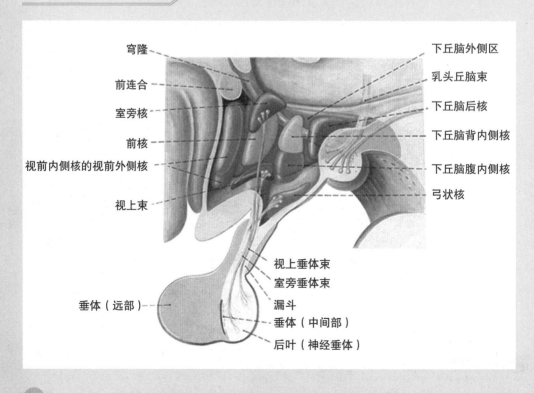

对于那些久被香港警匪电影熏陶的人来说，最后出场的一定是老大级别人物。这已经是一条金规矩了。

我们今天不是讲警匪电影，不过呢很凑巧，我最后要讲的下丘脑和垂体在我们身体内分泌系统中的确是占着中心地位。

下丘脑位于丘脑下方，虽然个头不大，只占全脑质量的 1%。但是它与其他的神经结构之间却存在错综复杂的输入和输出关系。更关键的是，下丘脑的神经分泌功能在神经内分泌的各个调控系统中都占有重要的地位。所以，我们可以说下丘脑居于神经内分泌调节途径的中心部位。

下丘脑在机体功能活动调节中的地位既重要，又特殊。下丘脑神经元可以接收大脑或是中枢神经系统其他部位传来的神经信号，然后将其转变为控制自己激素释放的信息，促进或是抑制某些激素的释放，进而影响到自己所在的各条内分泌调控路线，对身体产生广泛的影响。这样，下丘脑就将神经调节和激素调节相互结合起来，将身体各个部分之间整合得更加协调高效。

不要开灯睡觉

科研人员发现，松果体的功能之一就是在夜间当人体进入睡眠状态时，分泌大量的褪黑激素。褪黑激素的分泌，可以抑制人体交感神经的兴奋性，使得血压下降，心跳速率减慢，心脏得以喘息，使机体的免疫功能得到加强，机体得到恢复，甚至还有毒杀癌细胞的效果。但是，松果体有一最大的特点是，只要眼球一见到光源，褪黑激素就会被抑制闸命令停止分泌。一旦灯光大开，加上夜间起夜频繁，那么褪黑激素的分泌，或多或少都会被抑制而间接影响人体免疫功能，所以夜班工作者会免疫功能下降，较易患癌。

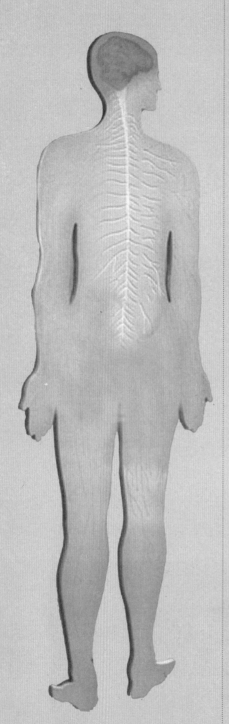

怎么样，是不是觉得下丘脑很牛啊。呵呵，下丘脑以及它下面延伸生长出来的结构——垂体，分泌的激素种类实在是太多，而且都是在相互协作或是对抗中保持微妙的平衡。所以我们往往不可能说这个激素减少影响了什么，那个激素又影响了什么。一切都只能从整体来分析。不过呢，凡事都是有例外的。比如说我们脑中的褪黑素虽然不是下丘脑而是另一个叫松果体的部位分泌的，但是下丘脑对这种激素的分泌调控作用十分明显。于是商家也就顺势而上，研制出了针对性药物来调节我们的睡眠。不过说起来，我们平时说开灯睡觉睡不踏实，开灯睡觉不利于健康，原因也正是和松果体有关系。

随着增龄，下丘脑的质量减轻，血液供应减少，细胞形态也开始变化。垂体本来就只有 0.4~1.1g 的大小，这个时候更是缩小。特别是男性，中年之后就开始变小，甚至有些人在老年出现垂体老化过度发生癌变的情况。

总的来说，下丘脑垂体这个内分泌中心放出的激素种类和作用都太过于复杂，菲菲你只需要有一个全局的印象，那就是下丘脑垂体的激素释放量的减少使得我们的身体总体代谢功能下降，应激功能下降，身体中的消耗活动大于合成活动，这样就可以了。

值得一提的是垂体分泌的抗利尿激素。这个激素是促进我们肾脏功能的，可以让我们少尿。但是老年人这种激素减少，所以正常成年人的泌尿量是白天高于晚上，而老年人在晚上泌尿量明显增多，只有一夜几起了。

呵呵，菲菲听累了吧。来，我们去那边的小河边走走，休息一下。

一分钟了解人体内分泌系统的衰老

我们内分泌系统的衰老十分明显。从我们中年时就已经开始变得很明显。我们的身体机能，特别是精力的下降和内分泌系统的衰老关系十分明显。这是一种全身性的改变，从总体上调慢我们身体的代谢水平，良好的生活习惯可以缓解甚至一定程度上逆转某些内分泌的衰老。

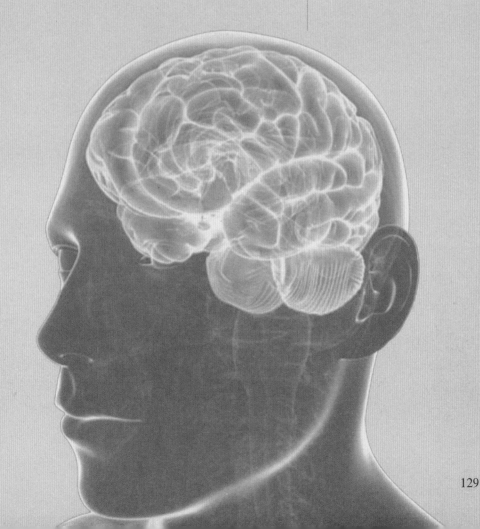

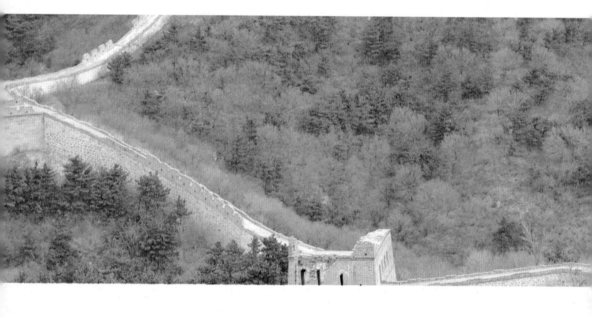

PART6

第 6 章

残破的长城

山河依旧，城春木茂。我们的身体在漫长的一生中经历了太多的考验和侵扰。大自然中形形色色怀有各种目的的微生物，还有被人类污染得越来越恶劣的自然环境，在我们的一生中都不断考验着我们的生命力。

所幸，自然在造就我们精巧的身体的同时，也给了我们在这个世界中生存下去的防卫能力。它们在我们身体这座城池里外布下一道道防线，帮助我们抵御着外来的一切侵扰和攻击。

不过，神龟虽寿，犹有尽时；腾蛇乘雾，终为土灰。在帮助我们抵挡了无数刀枪剑戟之后，我们的身体防线，也慢慢变得老化和陈旧。昔日雄伟坚固的城池，也在夕阳余晖下，变得残缺起来。

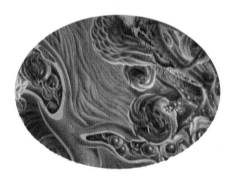

BEI SHIJIAN QINSHI DE "CHENGQIANG"

被时间侵蚀的"城墙" >>

　　不同的人对生命有不同的理解，法国著名球星普拉蒂尼在自传中说：我的人生好像一场球赛。欧洲文艺复兴时期的人文主义作家拉伯雷临终前，他拉着朋友的手说："笑剧已经演完，现在正是闭幕的时候。"拿破仑在生命的最后一刻，他仍然高喊着："法兰西……冲锋……冲锋……"而对于我们医生来说，人的一生就是一场和外界恶劣环境不断攻防的战争。

　　我们身体城池最外面一层的防线就是我们的皮肤，它们致密而坚韧。成人全身皮肤的厚度（不包括皮下组织）一般为1~4mm。我们的皮肤虽然厚度依年龄、性别、部位的不同而有所差别，但就算是最薄的眼睑、前额、颊部、肘窝处，皮肤的厚度也有0.1~1mm厚。这层厚实的盔甲密密地罩在我们的身上，不让有害物质和细菌攻入。很多细菌兴冲冲地跑来想要进入我们身体这块富饶之地大肆掠夺一番，但是一看到厚实坚韧的皮肤，也只有望而却步了。

　　以前有个笑话，说一个厨师吹嘘自己做的包子很大，一个人吃了三天三夜，最后也没有吃穿，只吃出一块石碑，上面写着：离馅还有三十里。相对于一般细菌只有几微米、一般病毒只有几十纳米的长度，我们的皮肤的确显得十分地厚实，随便哪个地方的皮肤都是细菌身长的两三百倍厚。想象一下，要是我们是一个细菌，按照平均身长1.70m来算的话，

那我们要面对的就是一堵 300~500m
宽的厚厚城墙。我的天哪，不要说
要我们冒着炮火去攻城了，就算看
一看厚得这么变态的城墙都会让人
眼花半天。哈哈，所以皮肤真的是
我们身体很重要的一层防御，就算
我们不采取任何其他手段，只是由
着细菌们去钻去顶，可能它们中的
很多在精疲力竭，钻得都快要虚
脱之后，也只能在厚厚的皮肤中
发现一块石碑，上书：离体内还
有三十里。

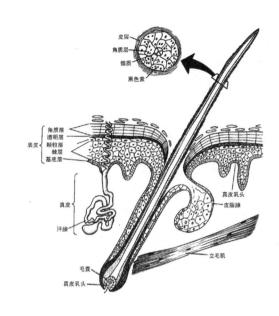

※　皮肤结构图。

　　而且，我们的皮肤又怎么会由着细菌们乱来而坐
视不理呢。我们看到古代打仗时遇到敌人来攻，城
墙上的士兵会向下倾倒各种各样的热油、石块，或
是利用寒冷的天气在城墙上泼水，让敌人攀爬时在
结冰的墙面上找不到任何借力着手之处。我们皮肤
也是一样。在皮肤上面有着数不清的汗腺和皮脂腺。
皮脂腺不停地分泌油脂，在皮肤上涂上额外的保护
膜，增加微生物们进入的难度。汗腺呢，就努力排汗，
用水流将皮肤上黏附的各种坏东西冲将下去，以避
免微生物堆积过多形成规模，要是细菌们积攒多了
突然造起反来，那可就不好控制了。

　　不过，皮肤一旦衰老，情况就不一样了。我们皮
肤的衰老因个体而异，有的人20岁左右额头就已经若
隐若现地浮现些许皱纹了。晚一点的呢，从30到40
岁的时候也陆续出现皱纹、白发、色素斑等衰老的迹象。
皮肤一衰老，首要的问题就是我们的皮肤变薄了。

　　老年人的皮肤干燥，薄而松弛，弹性和充实度

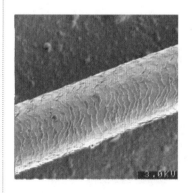

※　人头发的放大照片。

人为何有不同肤色

人的肤色通常可分为黑、黄、红、白四种。它是由遗传基因决定的。肤色的遗传因素有三种：皮肤的厚度、血液供给和色素。其中色素尤其重要，它是形成皮肤色泽的有色物质，而色素中最重要的是黑色素。黑色素是由黄色素演变而来的。产生黑色素的细胞是在皮肤的内外层之间。所有的人都具有数目大致相同的这种特异细胞；只是在黑色人种中，这种细胞的功能更为活跃，因而产生更多的黑色素。另一些人的这种细胞根本不产生黑色素，这种人就是白化病的患者。

都大大降低。从外面看起来就像是羊皮纸一样。这样，外界有害的细菌和物质在进攻我们身体的时候，就少了很多麻烦。而且，屋漏偏遇雨连天，到了老年，由于毛囊腺和皮脂腺的退化和衰老，原来防守我们身体城墙的利器——皮脂分泌不足，在体表不能形成有效的隔离层。于是这个时候，常常会出现身体表皮在持久的攻势下被消耗的情况。

且慢，呵呵。我们年轻的时候也会遇到外界一些强有力的有害因素大大破坏我们的表皮啊，这个时候的表皮一样地被消耗磨损，为什么这个时候的我们没有经常得病呢？呵呵，菲菲，这是因为我们的皮肤防线上有一支战备快速抢修队。

我们的皮肤分为四层，最娇嫩的是里面的真皮层。它源源不断地分裂出上皮细胞。然后这些细胞顺次向外，进入基底层和棘层这两个训练营，并在里面被锤炼而变得越来越皮实，最后作为合格的城砖进入最前线的战斗。

于是，就算外界的侵袭力量很强大，在无数前仆后继表皮细胞的英勇抵抗下，还是只有发出"撼山易，破表皮难"的叹息。

不过呢，道高一尺，魔高一丈。这些微生物和有害物质手中最厉害的武器不是它们自己的侵袭力，而是时间。

翻开我们古往今来的战争史，你会发现，所有伟大的城墙都不是被外面的强敌攻破的。宏伟的古城孟菲斯、不可一世的君士坦丁堡、号称宋帝国北方铁壁的襄阳城，都是因为守军的内部出了问题才最后沦陷的。

我们的身体也是一样，在中青年人的皮肤中，表皮角化细胞的再生时间为12d，角化细胞经过层层

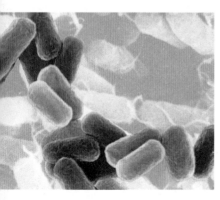

※　杆菌的电子显微镜照片。

锻炼和筛选从基底层到皮肤表面的通过时间是 28d。
而对于老年人来说，这个过程大大地被延长了。虽然
根据不同人的衰老程度和个体状况有所不同，但是两
周左右基本是跑不掉的。

这样，外敌环侍，内力不强，我们的皮肤开始变
得越来越力不从心。医学家们曾经做过一个试验。他
们在不同年龄段的健康志愿者皮肤上涂上氢氧化铵。
这些药剂会破坏表皮，使皮肤产生水疱。结果科学家
们发现，老年人组皮肤组织修复的各个阶段，从表皮
细胞再生需要的时间，到它们迁徙到皮肤最外层的时
间都大大长于年轻人组。

通过对 12 000 多例的轻度皮肤创伤的愈合时间的
观察，医学家们发现，75 岁以上的老年人皮肤组织上
皮层的形成和修复时间是 25 岁左右年轻人的 2 倍以上。

在实际生活中，由于老年人胃肠功能的下降，身
体对维生素的吸收大大下降，也会导致皮肤的老化。
比如缺乏维生素 A 就会使我们的皮肤干燥粗糙。年
轻女孩子吃水果养颜，我们老年人也要多吃新鲜蔬菜
和水果，呵呵，这就是为了养"城墙"啊。

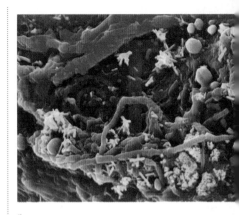

※　各色细菌。

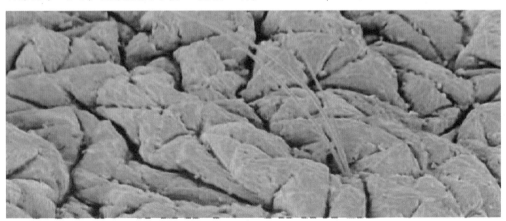

※　表皮。放大的照片下，表皮显得分外粗糙和结实，我们就是借着它抵抗着外界的
侵害。

YANGZHI HUPI DE RENTI "WEISHI"
羊质虎皮的人体"卫士">>

不过呢，凡事没有完美，再坚固的城池也有自己的弱点。对于我们的身体来说，和外界直接接触的通道都是防守上的薄弱环节。比如口腔、鼻腔、生殖器尿道出口、肛门都是这样。另外，由于我们穿鞋袜的生活习惯，也让我们的脚丫成为不能常晒到阳光、不能常接触新鲜空气的一个死角。

这些薄弱环节上本来都是有相应的各种机关和防线的。比如在口腔中有富含唾液酶和抑菌物质的唾液，鼻腔里面有鼻毛和黏液，尿道有尿液定期冲刷，女性生殖器保持酸性环境……多少想要进入我们体内打家劫舍大捞一把的绿林好汉都是一碰到这些机关就马上魂飞魄散了。但是到了我们老的时候，这些机关都一个个老化了。具体是怎么老化的我已经在前面给你讲过了，还有印象的吧，呵呵。

※　人体淋巴结分布。

口咽环
颈、锁骨上、枕后、耳前
锁骨下
腋下及胸肌
肺门
滑车上
肠系膜
腹股沟及股管
纵隔
脾
主动脉旁
髂窝
腘窝

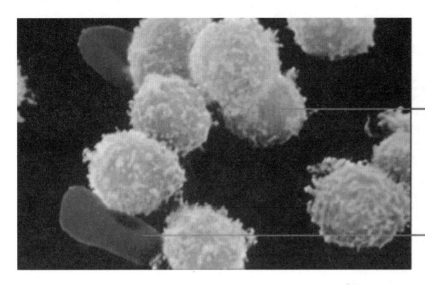

血液中的
淋巴细胞

红细胞

但是呢，没有了机关，城墙变脆弱，我们还是不用怕。从来没有哪一个城市的防守体系是只有城墙没有士兵的。就像长城除了有城墙之外，还有很多屯兵的敌楼。在我们的身体中，也有很多这样的据点。胸腺、扁桃体、脾脏，都是富含淋巴细胞的军事重镇。在它们里面存储和生产大量的淋巴细胞。一旦边境防线吃紧或是被攻破，淋巴细胞们立刻倾巢出动，和入侵者们展开肉搏。一时间，杀声震天，血流成河。我们发生感染时伤口流出的浓液就是大量的淋巴细胞和入侵的细菌的尸体的混合。在我们身体的鼎盛时期，淋巴细胞们枕戈待旦、摩拳擦掌，真的是"捐躯赴国难，视死忽如归"啊。

随着时间的流逝，这些据点也开始发生变化。最早消失的是胸腺。到了青春期后，胸腺就开始明显地退化。到了老年期，胸腺更是基本完全被脂肪组织替代。全身的其他淋巴组织也或多或少出现这些问题，全身的淋巴组织开始减小。淋巴小结不仅数目减少，而且体积减小。在淋巴结的内部，产生淋巴细胞的

扁桃体手术何时可做

只要扁桃体功能还存在，就应尽量保留，只有出现以下情况时才须手术切除。一、慢性扁桃体炎反复发作，每年在4~6次以上；扁桃体过度肥大，影响呼吸、发音、吞咽、鼻通气，药物治疗不奏效；多次并发扁桃体周围脓肿，炎症波及邻近器官引起中耳炎、鼻窦炎，且反复发作。此时须摘除病变重的一侧扁桃体。二、病灶性扁桃体炎，如扁桃体经常发炎，扁桃体排出毒素的出口（隐窝）引流不畅，易合并风湿病、肾炎、心肌炎等。可在继发病被控制、应用足量抗生素的同时，做扁桃体摘除术。

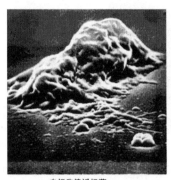

白细胞接近细菌

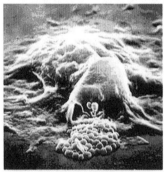

白细胞开始吞噬细菌

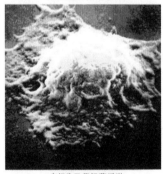

白细胞已将细菌吞噬

※　白细胞吞噬细菌的过程。

结构——"生发中心"一个个地消失，没有实际用处的纤维组织开始增生。

到了70岁以后，我们的扁桃体重量也开始减轻。想想我们这代人中很多都有过扁桃体切除手术的惨痛经历。那个时候的扁桃体是如此的巨大，有的小孩甚至被膨大的扁桃体阻碍呼吸和进食。

不过呢，这个世界上的事情沧海桑田，就像爷爷我很早之前在婺源一个小镇戏台看到过的一副对联一样：台上王侯将相，台下渔樵农猎，台上须想台下事；戏中人生梦幻，戏外柴米油盐，戏中应计戏外时。到我们老了的时候，曾经如哼哈二将把住我们咽喉要道，常常吃拿卡要的扁桃体，也变得雄风不再，日渐颓唐萧索了。

唯一没有太大变化的淋巴器官是我们的脾脏。虽然到了65岁以后，脾脏也会出现一些萎缩。但是从总的来看，它的大小变化不是很大。它还是一如既往地制造出身体的卫士，在我们体内保一方平安。

不过，秦失其鹿，天下逐之。我们没有了年轻这块护身符后，身体武备松弛。一个个淋巴细胞也不再像以前那样悍不畏死，所向无敌了。相反，就像是一切腐败的军队一样，它们对外是条虫，对内却是条龙，欺男霸女，大打出手。

我们身体中的卫士淋巴细胞们，分为好几支部队。其中中性粒细胞是我们身体防御部队的主力。它们数量庞大，占我们外周白细胞中的50%~70%。成人外周血中有超过 5×10^{10} 个中性粒细胞，骨髓中每天释放 10^{10} 个细胞作为补充，同时在骨髓中还储存了 2.5×10^{12} 个细胞作为后备力量。

这些中性粒细胞也没有辜负我们对它们的期望。在我们体内，一旦有事，反应最快，出勤最多的都是它。哪个部位一旦出现感染，6h 以内达到平时警戒水平 10 倍数量的中性粒细胞就会马上赶到开始战斗。所以，我们一旦有什么伤口，不会马上肿大流水，而往往要过上半天左右，这就是因为还没有足够的中性粒细胞集结，战斗没有大规模打响的原因。而相应的，我们在医院检查的时候，医生都会很重视中性粒细胞的指标。一旦发现升高很多，那么往往以为是有细菌感染了。

这些淋巴细胞们的活性在中青年、60 岁和 70 岁老人中依次为 100%、60% 和 49%。但是它们分泌的对抗自身组织的抗体却日益增多。这样，一旦外界出现感染什么的，我们身体的防御队伍，不能再快速有效地扑灭。反过来，由于自身抗体的增多，我们的免疫系统有时候还会误伤自身，形成自身免疫性疾病。比如说老年性肾病综合征、风湿病等等，都是身体里面那些武士们变化堕落的后果。这就像是电影《星球大战》中的黑伯爵一样，从匡扶正义的天行者变成了危害宇宙的黑武士，实在是让人痛心啊。

总的来说，老年人身体机能整体状态和局部组

※　淋巴细胞系统形态。

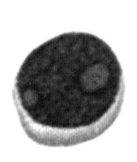
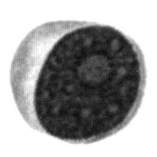
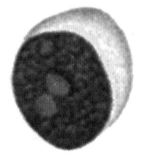
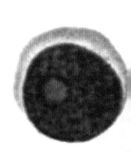

织的特殊性都让他们身体出现的炎症变得更加严重。像我上面说的一样，由于对抗感染的免疫功能全面下降，加上身体其他一些因素，比如肌体组织再生能力的低下、激素失衡，特别是免疫功能的失调等原因，使得老年人成为一座防守空虚的城市。同样的细菌入侵也许对年轻人来说就是一个喷嚏，但对老年人来说也许就是一次严重的感染；对于年轻人来说原本很局限的感染，对于老年人来说也许就是一次广泛蔓延的灾难。

老年人容易得感染，而且混合感染的概率大大增加。病情严重的急性炎症，比如说支气管、肺炎等的患病率明显高于中青年人。而即便是同样患上肺炎，年轻人的炎症也往往是局限在一两个肺叶中，好了之后完全断根，身体可以完全恢复到生病之前的状况。所以年轻人患的大叶性肺炎被称为是临床上可以被完全治好的三个半疾病之一。而对于老年人来说，就完全不一样了。细菌在老年人肺部造成的损伤往往有扩散的趋势，而且动不动就是几个菌种联合入侵的混合感染，还常常由于细菌们放出的大量毒素不能被身体及时中和，从而引发身体的中毒性休克，甚至其他器官的功能衰竭。

从局部来看，各个脏器的老化也为炎症的发生提供了条件。比如说我们见过的肺部发生的一系列衰老——什么纤毛被破坏、黏液排不出会使得肺部感染更加频繁；还比如前列腺增生会引起排尿困难从而继发尿路感染；还有胃肠里面黏膜上皮的老化萎缩，胃酸分泌减少使得胃肠道感染的概率明显增加。

如果说年轻和细菌的战争是运动战——大军冲

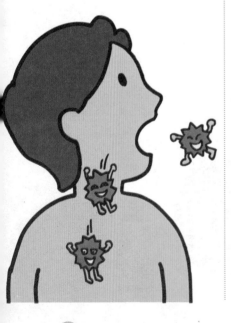

锋，不胜即败，干干脆脆没有什么反复的话，老年人和细菌之间的战争则更像是一场拉锯战。双方都是既打不跑，又不会马上认输。

所以这个时候炎症发生时免疫大军呈现这样的特点：一是兵力投入今不如昔，局部渗出液中免疫蛋白和免疫细胞的数量大大减少；二是防御兵力重于攻击兵力。老年人身体对于炎症的增生反应明显加强，很多时候不是靠把细菌消灭而是靠不断增生、修上重重工事围困而完成对炎症的控制。所以，我们会看到老年人的炎症过程很多都是呈现慢性过程。

不过呢，我上面说的还是一般情况。在一些严重的感染中，我们会遇到更复杂、更严重的情况。这些感染是由我们体外的细菌和我们体内的细菌联手造成的。

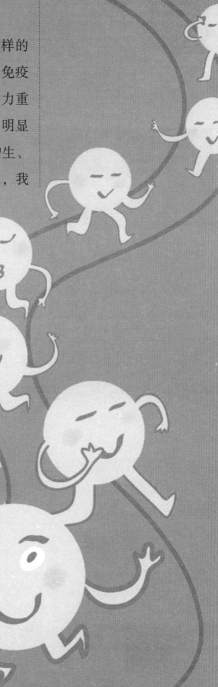

CONG "SHUNMIN" DAO "PANNIZHE"
从"顺民"到"叛逆者" >>

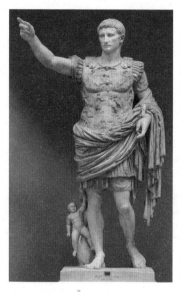

※ 恺撒。

正常菌群帮助长寿

正常菌群在通常情况下能抑制有害菌的繁殖，阻挡有害菌的入侵；其代谢产物能为人体提供叶酸、烟酸、维生素 B1、B2、B6、B12、氨基酸等营养素；正常菌群产生的醋酸、乳酸使肠道 pH 值下降，有利于食物中钙、铁、维

亲爱的菲菲，你记得恺撒吗？对的，就是那个面对着敌人高呼"我来，我见，我征服"的铁血英雄。在他写的《高卢战记》中，他记载了罗马帝国和野蛮人部落之间的战争。这些野蛮人部落原本和罗马帝国争战不息，造成了很大的麻烦。在帝国开疆裂土的过程中一个个被征服，然后被迁居到帝国的各个腹地定居。和平的时候，他们作为半自主的奴隶，为帝国贵族进行生产，在打仗的时候就作为武装力量上阵。

在我们身体这个庞大的帝国中，除了由我们爸爸妈妈的精子卵子结合而产生的千千万万的嫡系细胞之外，也还有很多被征服的野蛮人部落，呵呵，它们就是那些在长期斗争中被我们的身体所打败，最后规规矩矩在我们身体里面和平共处，住在我们的肠道中的有益细菌们。这些细菌成群生长，种类不少，数量庞大。各种正常菌群之间相互协作、相互制约，在我们的肠道中繁衍生息，在为我们服务的同时获得自己的生存空间。一方面，它们相互协作，维持肠道的酸碱度等内环境；另一方面，它们相互制约，既让大家都有生存空间，也相互牵制，不让某一个部落变得过于强大，以避免少数人势力过大，打破原有平衡，在肠道中形成割据势力，犯上作乱，和我们的身体分庭抗礼。

它们和平时期是农夫，给我们整点乳酸啊，维生素啊什么的，同时帮助我们消化食品。到了有外敌入侵的时候，它们又可以马上武装起来，用自己分泌的抗生素等，齐心协力地将敌人从自己的自治领土上赶出去，不让其他的有害菌群在我们的肠道中繁殖开来。

呵呵，菲菲，你觉得这些菌群都是心地好好的吗？呵呵。你果然是历史看少了哦。在历史上，最后正是这些曾被帝国认为已经驯服的野蛮人——哥特人从内部颠覆了帝国的统治，直接导致具有光荣和伟大传统的罗马帝国的分裂和衰亡。

生素 D 的吸收；正常菌群也是维持和增进人体免疫力的重要组成，对提高 NK 细胞（自然杀伤细胞）的活力和增进机体分泌免疫球蛋白 IgA 有重要作用；正常菌群还是人体健康长寿的重要因素，广西巴马地区长寿乡的百岁老人每克粪便中含双歧杆菌 1 亿个，是一般成年人的 10 万倍。

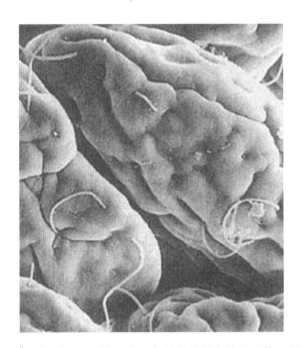
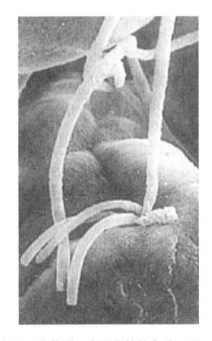

※ 肠道正常菌群。左图为较低度数显微镜下肠道中的正常菌群。右图为其放大后，可见有数个细胞都以末端附着在一处。

难以对付的
细菌耐药性进化

细菌的耐药性，是指细菌多次与药物接触后，对药物的敏感性减小甚至消失，致使药物对耐药菌的疗效降低甚至无效。同自然界其他生物一样，细菌的基因也在进化中随机发生突变。对抗生素敏感的细菌被杀死了，而基因改变后不敏感的细菌则存活下来，经过一次次的"遭遇战"，存活下来的细菌都积累了丰富的"战斗经验"，成为变异的品种。有的菌可以改变细胞膜的通透性，阻止药物进入；有的菌通过改变体内蛋白质结构阻止抗生素与其结合；更有甚者，有的菌可以主动出击，用酶破坏药物。细菌不但可以将突变的基因遗传给下一代，还可以通过直接接触、质粒传递等方式把耐药性传递给异种菌株，这让医生们大为头疼。

在我们体内的有益菌群也是这样。平时它们规规矩矩，但是到了我们老年的时候，眼看身体中的军队渐渐虚弱下去，于是，肠道中的正常菌群也就开始蠢蠢欲动了。不过受我们身体的养育这么多年，一时半会的还不好造反，于是只有默默地等机会。

在我们老了以后，有时候出现一些其他部位的严重感染，于是常常使用一些强力的抗生素。这些抗生素不可避免地会连带杀死我们肠道中的细菌们。但是呢，各种正常菌群对于抗生素的反应有所不同，于是有的被斩杀殆尽，有的却像个没事人一样。这样下去，肠道正常菌群之间原有的平衡和相互制约完全被打破，有害菌种乘机挥师南下在肠道中大量繁殖。

由于老年人体质比较弱，抗生素在他们身上不像在年轻人身上那么好使。很多细菌都不能被立刻杀死。时间一长，少量细菌开始具有了抗药性。

这还不算完，原来乖乖的正常菌群，这个时候看到肠道原有的平衡被打破，乱世之中想要顺势为王。于是它们中的一些摇身一变，重新扯旗造反，在我们的肠道之外的位置开始作乱。

它们最常见的造反部位就是肺部。这里血供丰富，很多血管就像是高速列车一样，从肠道直接通到肺部。在正常情况下，这些列车查票特别严格，正常菌群们被牢牢限制在自己的领地不得随意迁徙。但是在外菌入侵，身体老化的时候，兵荒马乱，一切章程废弛。于是正常菌群们乘机偷天换日，混进血液中，借助它们平时连边都挨不上的血管高速通道，被带到我们的肺部等地方。在这些地方，原本是正常菌群的细菌们一把扯下脸上柔情脉脉的面纱，再次恢复原本打家劫舍的本性。

于是，一个内科医生最不愿意看到的情景就出现了：一方面，一些耐药的外来的细菌在感染灶和肠道中得寸进尺，不断接管原来正常菌群的地盘，一波又一波地兴风作浪；另一方面，原来的正常菌群又在我们的肺部等地方揭竿而起犯上作乱。

这个时候如果不用抗生素吧，医生手上就没有其他的治疗手段，完全不能压制外来致病菌和重新造反的正常菌群们了；而用抗生素吧，又会进一步扰乱肠道中的正常菌群的平衡，使原本混乱的局面变得更加不可开交。

往往到了这个时候，我们身体防线也就会像罗马帝国一样，在外患内敌的夹击下分崩离析了。

屋漏偏逢连阴雨 >>

　　屋漏偏逢连阴雨。除了感染之外，肿瘤也是我们身体免疫系统的一个死敌。这些敌人和细菌不一样，它们不是从外部侵入，而是我们身体内部的细胞出了问题。它们本来应该是各安其位的，但它们内心的贪欲却让它们无限繁殖膨胀，走上了恶性道路。

　　在我们身体中有几类淋巴细胞专门四处巡逻，缉捕这些肿瘤细胞，像自然杀伤细胞、还有一些 T 细胞的亚类都是其中的好手。它们有的专门分布在特定位置，有的全身遍布，一旦发现有不对劲的细胞就上去就地拿下正法。到了我们老了以后，随着整体免疫功能的下降，这些细胞们也慢慢变少和变懒。于是肿瘤细胞开始得到了更大的生存空间，偷偷摸摸地疯长起来。

　　在我们走向沉睡之路的途中，肿瘤的患病率一般从 40 岁以后开始一路升高，这个时候正是我们身体开始全面老化的阶段。我们体内的细胞还有很强的繁殖增生能力，在原有致癌因素的诱导下很容易发生不恰当的增生进而癌变。这种趋势会一直维持到 50~60 岁，直到达到顶峰。

事情到了这一步，给人的印象就像是一曲夕阳西下的帝国悲歌了。你看，细菌感染四处猖獗不算，肿瘤这个人人谈之色变的坏东西也来凑热闹。这岂不是四面楚歌了吗，呵呵。

菲菲，如果这个世界真是这样，那我们老年人还有什么活路，就只有坐在那里等死的份了。

这个世界最大的原则就是平衡。万物莫出此论，老年人的肿瘤也是如此。老年人的淋巴细胞虽然老了，对肿瘤的监控能力下降了。但是肿瘤细胞们也同时老了。尤其到了我们70多岁以后，细胞们的增生能力普遍下降。这个时候就算有外因勾引，细胞们也跳蹦不动了，所以这个时候的肿瘤发生率反而慢慢地又开始下降。研究表明，在老年人身上发生的肿瘤很多都是由繁殖能力很弱，即恶性程度很低的细胞构成的。不仅如此，老年人的肿瘤迁徙能力很差。尽管胃部和周围的淋巴结都被肿瘤浸润得满满当当了，但

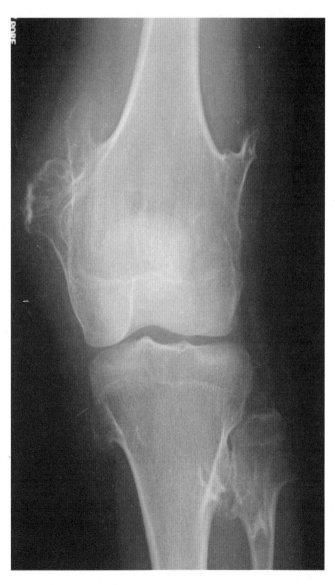

※　骨癌造影图。

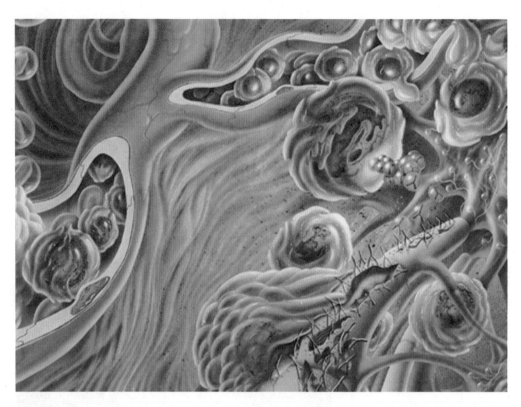

※ 肿瘤细胞随血液扩散图。图中左边可见肿瘤细胞随血管被运输，右边是肿瘤细胞侵蚀局部组织。

是这些肿瘤就是不像年轻人的胃癌那样四处转移。所以，我们医生只要把原发灶切除干净就基本没有大问题了。只要手术成功，老年病人的复发率比年轻人还是低多了。比如年轻女性常常出现的胃癌合并转移性卵巢癌、既克诺根伯瘤在老年人中就基本不会出现。

呵呵，听了这么多，你对我们人体的免疫系统应该有一个清晰的认识了吧！你觉不觉得这些免疫细胞和癌细胞像一对争斗了一辈子的警察和小偷？年轻时候只要看到，一个玩命跑，一个玩命追，大步流星，汗水肆意。到老了，警察也跑不动了，小偷也跑不动了。跑几步，弯下腰来喘几口粗气，再跑几步，再一起弯下腰来喘几口气，慢慢地，还生出几分惺惺之情，只要小偷不是太出格，也就睁一只眼闭一只眼了。

真令人沮丧，是吧？不过这是个趋势，我们每个人（包括爷爷我和菲菲你）、每一个和我们相邻的生命（包括老狗飞飞）都无法逃脱。对于我们这把老骨头来说，唯一能做的只有乐天知命；而你们年轻人却有更多的时间，一定要用心呵护自己的身体防线呀！须知，千里之堤，毁于蚁巢，莫到无时念有时啊！

一分钟了解人体免疫系统的衰老

抵抗力的下降在人的一生中进行得不是很明显，但是对我们老年人的影响十分巨大。人到中年，抵抗力开始出现下降，但是并不明显。进入老年期，60岁左右时，这方面的衰老变得十分突出。老年人的肺部是外界病原最容易侵袭的部位。随着免疫系统的衰老，中年后肿瘤的发生率明显增加。

※ 人体免疫系统的结构与功能概念图。

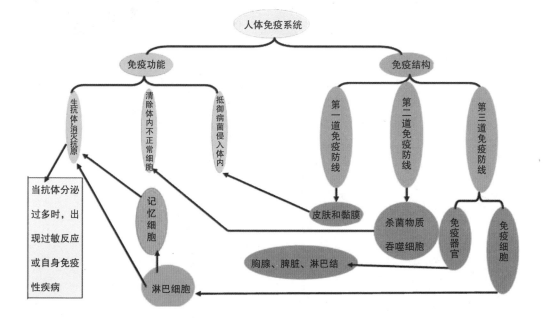

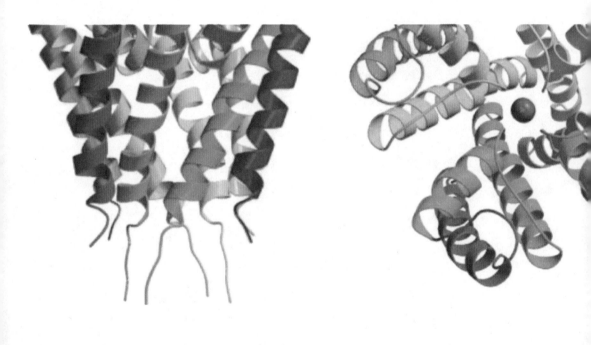

PART7

第 7 章
问渠那得清如许

水是生命的源泉，是我们一切生理活动的必须环境。每天，我们要摄入 2000~2500mL 水。我们的身体不是可以无限装入的容器，摄入这么多水分当然也要经由一些途径排出。除去经由体表蒸发、消化道排出以及由呼吸带出的水分之外，剩下的 1500mL 就基本靠我们的肾脏来代谢排出了。到了老年的时候，我们的肾功能会慢慢下降……

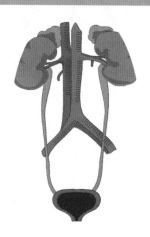

BU TI DANGNIAN YONG

不提当年勇 >>

水是生命的源泉，是我们一切生理活动的必须环境。每天，我们要摄入 2000~2500mL 水。其中由食物带来的大约是 700~1200mL，身体在消化食物的时候由于化学反应产生的大约有 300mL。剩下的 1L 到 1.5L 水分都是由我们直接饮入了。

我们的身体不是可以无限装入的容器，摄入这么多水分当然也要经由一些途径排出。其中经由体表蒸发的大概为 450mL，经过胃肠道随粪便排出的为 150mL，经过肺部由呼吸带出的是 400mL，剩下的 1500mL 就基本靠我们的肾脏来代谢排出了。不过呢，这个不是绝对的。在气温 28℃以上时，我们还会通过出汗排出部分的水分。

1500mL 是什么概念呢，你到商店去找最大瓶的那种可乐，1500mL 就是它的 3/4 了。呵呵，这么多的水要从身体里面出来可不是一件简单的事情。毕竟我们不是《镜花缘》里面无肠国的居民，不像他们那样可以怎么进怎么出。对于我们来说，水分在身体中的利用和处理是一件很复杂的事情。而在我们身体中水分代谢最关键位置

※ 水是生命之源，我们身体每天需要大量摄取水分。其中，1500mL 水分是需要我们直接饮入的。

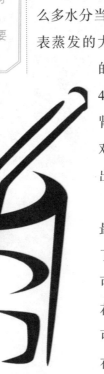

的装置就是我们的泌尿系统了，简而化之，就是指我们的双肾。

到了老年的时候，我们的肾功能会慢慢下降。不过这个肾功能下降和中医中说的肾亏不是一回事。中医中所说的肾不是指具体的器官，而是泛指一个笼统抽象意义上的泌尿、生殖和内分泌的功能区的组合。但是当我们从西医的角度来谈到肾的衰老时，就是实打实地针对这个器官了。

我们身体内的肾脏不像其他很多器官那样孤孤单单的，它们是一对儿。而且呢，这个幸福的一对儿不像可怜的耳朵——明明是一对儿，还要弄得两地分居，一生打不了一回照面。肾脏兄弟长在我们脊柱的两边，左右各一个，形状就像是一个放大的蚕豆。它们的外表很光滑，质地柔软，呈红褐色。正常成年人的肾脏长度约为10cm，宽5cm，厚4cm。这两个兄弟左边的是哥哥，右边的是弟弟。呵呵，年龄有差别，当然位置也就有了级别。哥哥呢，就老实不客气地蹲在比弟弟高一个脊柱的位置，时刻保持自己大哥的尊严。

肾脏的位置呢，位于脊柱两侧，紧紧贴在腹腔后壁上。肾脏除了依靠肾动脉和肾静脉牵连固定外，就只有靠腹膜把它挤压在腹后壁固定了。而腹膜能否把肾脏固定得牢固与其周围的脂肪层的厚度紧密相关。如脂肪厚度适当，肾脏就固定得牢固一些；脂肪层变薄了，肾脏固定的牢固程度也就减弱了。这也就决定了我们在大病之后不能马上剧烈锻炼，为什么呢？呵呵，听爷爷细细道来。

※　肾脏部位图。从图中我们可以明显看出是左高右低，在人体中很多成对的器官都有左高右低的情况。

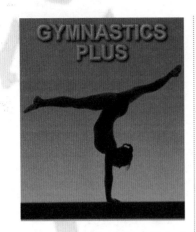

GYMNASTICS PLUS

※ 对于我们来说，盖房子是有多深的地基盖多高的房子；锻炼身体也是一样，有多厚的底子，上多大的锻炼量。

话说我们到了老年的时候常常免不了生病，有时候病得厉害了甚至会很长时间不能正常生活。但是呢，我们又知道要想身体好，一定要多锻炼，所以我们在病好了以后常常会做一些锻炼，甚至有时候想到自己刚刚得了病，还应该比平时更锻炼得多一些。把失去的健康补回来。

哈哈，要是这样想，那就大错特错了。对于我们老年人来说，生病后的锻炼一定要适量，而且一定要循序渐进，千万不可像你们这些小姑娘一样，直接就精神十足地投入到火热的锻炼中去。在英文里面，"健身"这个词是建设＋身体这两个词语。这倒是很贴切的。对于我们来说，盖房子是有多深的地基盖多高的房子；锻炼身体也是一样，有多厚的底子，上多大的锻炼量。

对于老年人来说，病后剧烈锻炼会很伤肾的。因为人大病时会消耗体内大量的脂肪，肾脏周围的脂肪层也会相应变薄，从而减弱了腹膜对肾脏的固定性。因此，在重力作用下，肾脏就会发生上下移动，时间久了，固定它的血管和腹膜将会被拉长，造成

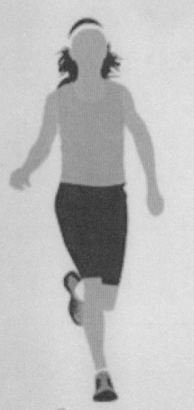

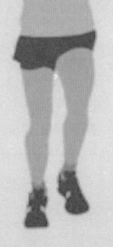

肾脏移动的幅度更大，在医学上称其为"肾游走"。
患者腰部经常疼痛，影响体力劳动及身体健康。

　　所以，我们这些老年人在大病之后，不能去做
用力过猛的动作，更不要急于参加剧烈的运动。只
能选择散步、打太极拳、练气功等运动量小的锻炼
项目，慢慢来打下底子，以免操之过急，适得其反，
伤到我们的肾脏。

　　言归正传。人到老的时候，肾脏质量减轻，中
青年时220~250g上下的肾脏只有原来的4/5，肾脏外
面的皮质开始萎缩，里面的称为髓质的部分，丢失
得相对要少一些。值得一提的是，虽然肾脏里面真
正起作用的由肾脏细胞组成的实质部分在减少，但
肾脏中的脂肪和纤维部分却会发生不同程度的增生。
所以这个时候看起来肾脏总质量的减轻还不是太严
重。只有肾脏自己知道，这个时候它已经只剩下一
层架子和外皮，里面早就被掏空了。到了90岁时，
老年人的肾实质只有鼎盛时期的40%。不仅是这样，
有12%~14%老人的肾脏还会出现不同程度的粗糙瘢
痕，这就是肾脏衰老、纤维组织增生留下的结果。

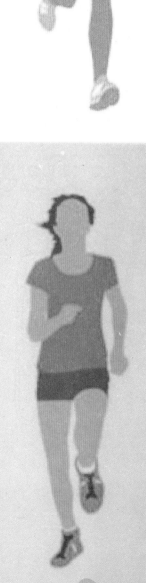

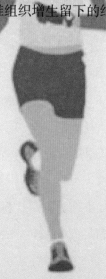

YIGEN XUEGUAN YIZHANG MO DE FANNAO

一根血管—张膜的烦恼 >>

※ 肾单位示意图。它是肾的基本功能单位。由最核心的肾小球加上肾小管等组成。

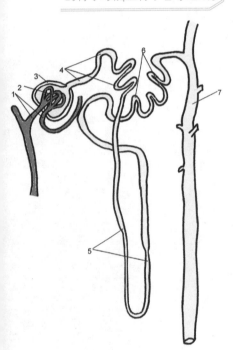

1- 肾动脉；2- 肾小球；

3- 肾小体；4- 近曲小管；

5- 髓袢；6- 远曲小管；

7- 集合管

呵呵，在医学院讲课的时候，爷爷的老师——当然那已经是很久以前了——曾经说：肾脏，就是一根血管一张膜。血管从全身各处运来血液，在肾脏中一小段一小段地裹成结，就成了肾小球。一个个肾单位就是一个个净水工作站。成千上万单位净水站一起开工，血液就在这些肾单位中被称为"肾小球"的结构中借助血管膜和肾脏中另一些生物膜共同组成的过滤系统将多余的水分和身体代谢废物一起汩汩汩汩地滤出来，成为一道清澈的溪流，排出体外。啊，问渠那得清如许，为有源头活水来啊，呵呵。

随着我们的日渐衰老，肾脏血管开始出现节段型的硬化。正常成年人的肾小球原本有 80 万 ~120 万个，到了 40~49 岁的时候肾小球的数目减少为 60 万 ~90 万个。到了 70~90 岁，就只有原来的 2/3，甚至 1/2。到了 80~90 岁的年龄段，就更是只有原来的 40%~45% 了。不仅如此，剩下的肾小球们还不是全部出勤，其中相当一部分都会发生硬化。这种硬化典型地和年龄有关。30~50 岁，人正值壮年的时候，这个时候，虽然肾小球已经变少了很多，但是发生硬化的肾小球也只有 1%~2%。所以这个时候的肾还是能够满足我们身体需要的。但是随着时间推移，到了 70 岁以后，硬化的肾小球数量就达到了 12%。这个时候肾的泌尿功能就大大下降了。

医生们认为肾脏单位时间内滤过的血浆量代表了肾脏的生理功能。而在我们的体内有一种叫作肌酐的物质。这种东西化学性质很稳定，在我们体内的量也基本比较恒定。所以我们一般是通过测尿里面的肌酐的排出量来反映肾脏单位时间内的血浆流量，从而间接测定肾脏功能。

与我们上面说的肾小球的变化相吻合，我们勤劳的肾脏对于肌酐的清除率在 40 岁以前是很稳定的，一般都是 $90\sim180\text{mL}$／$(\text{min} \cdot 1.73\text{m}^2)$ 的范围内。过了 40 岁以后呢，随着年龄的增加，肌酐清除率也开始根据每个人体质的不一样以平均每 10 年 8mL／$(\text{min} \cdot 1.73\text{m}^2)$ 左右的速度下降，到了 80 岁，一般的人就只有 $70\sim105\text{mL}$／$(\text{min} \cdot 1.73\text{m}^2)$ 了。呵呵，不过呢，并非所有人的肌酐清除率都是这样快速下降的，有大于 1/3 的老人的肌酐清除率到了老也还维持在正常水平。呵呵，说起原因嘛，一部分人的确是因为天生异肾，功能强大。还有一部分人实际上是由于肾脏血流量等的改变，所以从数字上看起来正常。但是实际上，他们的真实肾脏功能还是大大下降了。

我们身体是十分精密的装置。很多环节都是紧紧相扣、互相配合的。肾脏也是这样。这个人体水处理厂随着时间的变化，滤过处理血液的能力下降不少。要是这时肾血管还像年轻的时候那样对肾脏输送大量的血液来，肾脏肯定会喊吃不消了。所以呢，这个时候，我们的身体通过一些看似自然而然的，零散而不相关的微妙变化，比如肾动脉恰到好处的硬化，

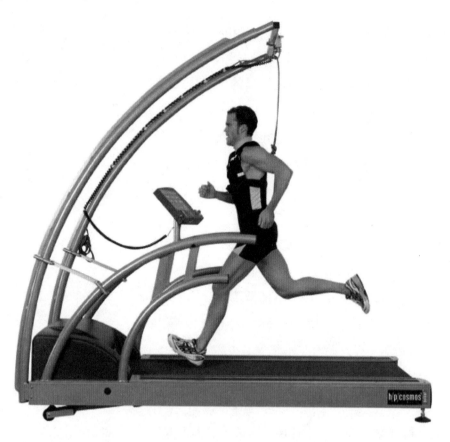

※ 在我们激烈运动或是遇到高温缺水的环境时，我们身体都是缺水的。这时对水分利用的充分度，往往决定了我们的持续运动能力。

内分泌对心脏搏出量的调节，主动脉某些区段看似没有规律的轻微扩张都对老年人的肾脏动脉血流量起到了调节作用。年轻时肾血流量为 1200mL/min，这可是一个很大的数字了，相当于一条小型河流的水流速度。到了 40 岁以后，由于爷爷上面说到的原因，肾的血流量每年下降 1%。积沙成塔，到了 80 岁的时候，老人们的肾血流量就只有 350mL／(min·1.73m^2) 了。这样一来，滤过功能下降的肾脏配上减少的血流量，两边倒也相得益彰，从肌酐清除率等指标上来看还是很不错的。

不过呢，对我们身体来说，生理变化是实实在在的，玩数字游戏没有太大的用处。我们到老以后最大的变化就是肾脏的浓缩功能的下降。什么是浓缩功能呢？呵呵，在我们身体中，每天都要排出很多多余的盐分。在我们身体内的水分不足的情况下，既要充分排出体内的盐分，又要尽量少用宝贵的水资源。那我们就只有往一份水里面装进去尽可能多的盐分了。这个功能是很重要的，在我们激烈运动或是遇到高温缺水的环境时，我们身体都是缺水的。这时对水分利用的充分度，往往决定了我们的持续运动能力。我们说年轻人耐力好，有一部分原因就是他们可以十分节约地利用身体中不多的水分支撑着身体保持龙精虎猛的持续运动能力。

但是对于已经心生退意，不想再那么打拼的肾

※ 钾离子通道。 对于一般的细胞，细胞内外的钠、钾离子都在不断的交换转运中。一般是在能量物质 ATP 的协助下，2个钠离子进入交换 3 个钾离子外出。这样也使得细胞内和细胞外的电位不一致，为细胞发生动作电位提供电能基础条件。但在以吸收为主要目的的肾脏中，有时候这种转运的方向是相反的。

钾离子通道

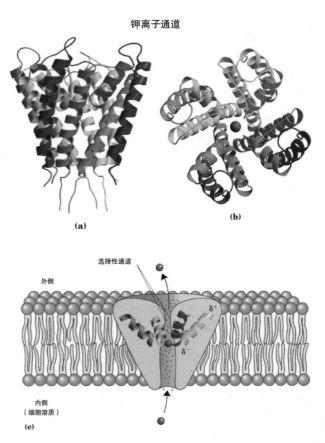

(a)　(b)

选择性通道

外侧

内侧
（细胞溶质）

(e)

脏来说就完全不一样了。过了50岁以后，我们亲爱的肾脏一看："肾小球不多了嘛，再一看，肾血流量也不多了嘛。嗯，看来我可以开始悠闲的生活，不用再那么打拼了。"于是，我们的肾脏兄弟们也就开始变懒了。原来在缺水的时候，对每一份水分都是用盐分填了又填。现在可好，轻描淡写地上两铲子盐分，就把水分放过了。这样做的直接后果是50岁以后老年人的尿浓缩能力每10年就下降原来的5%。这样一旦遇到极端情况，老年人一般都会陷入既缺水又要大量排尿的矛盾境地。在这个时候，我们看着自己身体中的宝贵水分都变成了尿液进入膀胱，一方面，我们对自己肾脏依然能正常工作，保持活水不断表示万分欣慰；另一方面，我们却再暗暗想着要不要对这两个开始偷奸耍滑的家伙开一堂讲座，强调开源但更要节流的重要性了。

除了水分的丢失之外，肾脏的功能对于我们身体内的微量元素的调节也是有很重要作用的，其中很重要的就是对钾离子的调控，不过可惜的是我们老年的肾由于功能大大下降，所以很容易出现缺钾的情况。

钾在体内的代谢特点是多吃多排，少吃少排，不吃也排，呵呵。它的排泄途径主要是肾脏。约有 80%~90% 的钾是随尿液排出体外的，另外有 10% 的钾可随粪便排出体外。临床研究证实，每日从尿中排出的钾在 2g 以上。即使不进食，每日仍有 2g 钾随尿排出。

钾是人体必需的无机盐离子，具有多种生理功能。我们医学界经过很多年的研究表明，钾离子是维持细胞内渗透压的主要阳离子，参与细胞内外酸碱平衡的调节。这个细胞内外酸碱平衡好理解，就是说可以让细胞内外的液体都呈现合适的酸性，这样就不会伤害到细胞。那么什么是渗透压呢。呵呵，这个就有点费爷爷的口舌了。

※　含钾食物。

如果我们将一把白糖放进水里，会怎么样？呵呵，对的，白糖会马上看不见了，它们溶化了。但是它们是消失了吗？当然没有，你如果将这杯水喝到嘴里，你会觉得很甜。这就说明白糖虽然溶化在水里，但是它们并没有消失，而是以某种方式继续存在着。

这些溶在水里的物质会形成一种压力。而对于细胞来说，它膜内外液体的压力只有保持在一个平衡的状态才能让它继续存活。否则压力大的一方会将细胞膜挤破，这样细胞就会像一个承受了太大压力的气球一样爆掉了。

血液中的钾离子浓度还与我们神经肌肉的反应能力有关，若血液中钾浓度降得过低，我们的肌肉就会对神经传来的命令不反应，引起全身肌肉无力甚至全身肌肉麻痹等严重后果。呵呵，你说什么，不就是身上不能动？睡一睡就好了，正好还可以不干活？呵呵，菲菲啊，你果然是小孩子啊，我们身上的肌肉除了干活的那些之外，我们的呼吸和心跳不都是由呼吸肌和心肌来执行的吗？要是出现严重的肌肉麻痹，那我们就只有死路一条了。

屋漏偏遇连夜雨，肾脏的重吸收能力差就算了，再加上一些其他的原因，老年人就更容易缺钾了。比如说老年人的牙齿不好啦，饮食单调啦，使得一些富钾食物的摄入减少；又比如说老年人的肠道消化吸收功能减退，既影响食欲又降低钾的吸收率，也可导致钾的摄入不足。另外，老年人中高血压、糖尿病等心血管病的患病率又偏高，治疗需要使用的药物也可以促进钾的排泄。

这样一来，情况就有些不妙了。由于肾脏排钾太多，加上其他因素助纣为虐，我们体内的钾好像是下降定了。这样的后果还是很严重的。虽然在大多数情况下老年人的钾缺乏主要表现为隐性缺钾，真正出现四肢软弱无力等低血钾症状的机会并不多，但隐性缺钾会给老年人的健康带来极大隐患，并且对心血管病的防治不利。如隐性低钾会降低降糖药物的作用发挥，降低药物效果；隐性低钾还可逐渐发展为显性低钾，甚至发展成为低血钾昏迷而危及生命。这样，摄入不足、丢失过多、消耗增加等多种因素的存在，使得老年人较其他年龄组容易出现低钾问题。

不过呢，也不用怕，我亲爱的菲菲。我们拥有的智慧会指导我们可以去改变能被改变的事物，同时去接受不能被改变的事物。现在来说，我们的肾脏排钾太多，这是由于我们身体已经走上沉睡之路，这是一个不可改变的因素。所以我们这个时候就只能从可以改变的事情做起了。一个字，吃，呵呵。我们可以适当增加含钾食物的摄入。比较适合于老年人的含钾食物如蛋黄、肝、瘦肉、海产品、绿叶蔬菜和新鲜水果等，根据情况合理搭配食用，这样我们加大钾的摄入量，我们缺钾的危险就小了很多了。来，爷爷再给你讲一下含钾多的水果都有些什么。

呵呵，说了这么久，爷爷倒是不缺钾，不过有些口渴了，去喝点水再继续讲。呵呵说到喝水，爷爷再啰唆一句。对于肾脏有问题的老年人来说，喝水时多喝纯净水还是比多喝矿泉水好一些。为什么？因为矿泉水中含有很多微量元素，也就是矿物质。过量饮用会使这些矿物质盐刺激肾脏和膀胱，增加肾脏和膀胱的负担。所以患有慢性肾炎、高血压、心脏病及伴有浮肿的病人不宜饮用矿泉水，更不能将矿泉水当作治病的药水服用。说起来，一天喝什么水，什么时候喝，还真有人进行过很细致的研究。他的成果是一张按时喝什么水，喝多少水的表格。具体的爷爷已经列在下面了，呵呵。

科学喝水时间利用表

※6:30 经过一整夜的睡眠，身体开始缺水，起床之际先喝250mL的水，可帮助肾脏及肝脏解毒。

※8:30 清晨从起床到办公室的过程，时间总是特别紧凑，情绪也较紧张，身体无形中会出现脱水现象，所以到了办公室后，先别急着泡咖啡，给自己一杯至少250mL的水！

※11:00 在冷气房里工作一段时间后，一定得趁起身动的时候，再给自己一天里的第三杯水，补充流失的水分，有助于放松紧张的工作情绪！

※12:50 用完午餐半小时后，喝一些水，可以加强身体的消化功能。

※15:00 以一杯健康矿泉水代替午茶与咖啡等提神饮料吧！能够提神醒脑。

※17:30 下班离开办公室前，再喝一杯水，增加饱足感，待会吃晚餐时，自然不会暴饮暴食。

※22:00 睡前0.5~1h再喝上一杯水！今天已摄取2000mL水量了。不过别一口气喝太多，以免晚上上洗手间影响睡眠质量。

失去了出行的动力 >>

嗯，喝了水，我们继续话题。话说远古时期发源于唐古拉山脉的一股活水借着东亚大陆架西高东低的地势一路西行，浩浩荡荡地进入一个被群山环抱的大盆地。一开始，水在盆地中自由自在煞是快活。

※ 膀胱及男性前列腺前部示意图。

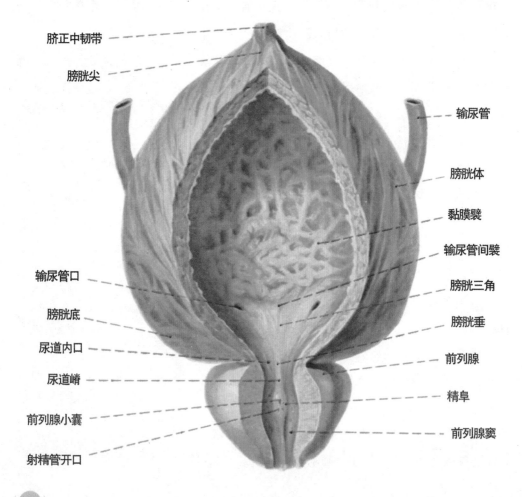

脐正中韧带

膀胱尖

输尿管

膀胱体

黏膜襞

输尿管间襞

膀胱三角

输尿管口

膀胱底

膀胱垂

尿道内口

前列腺

尿道嵴

精阜

前列腺小囊

前列腺窦

射精管开口

但是时间一久，它们就感觉这个地
方快被自己填满，越来越憋屈了。
于是水们继续寻找西进的出口。终
于，它们在大巴山脉中找到一条出
路，于是它们大呼一声，快活地一
泻千里奔流到海。呵呵，这些水，
就是现在的长江。那个盆地呢，就
是我们现在的四川。对于我们身体
来说，情况也是这样。从我们肾脏
分泌出的尿液很快就顺流而下进入
我们的膀胱。于是我们体内的这个
长江就算进入了我们体内的四川盆
地了。在膀胱这个盆地中，尿液逐
渐充盈，让富有弹性的膀胱产生缓
冲作用。随着人的变老，膀胱的肌
肉壁萎缩变薄，这种缓冲作用也慢慢失去。所以随着
年龄的增大，我们会感觉越来越难以控制某种欲望，
呵呵。不过呢，还好我们体内这个盆地的"三峡地区"
是可开可合的，只有里面的液体压力到了一定程度
后才会开闸放水，让水一路欢畅奔赴下游。

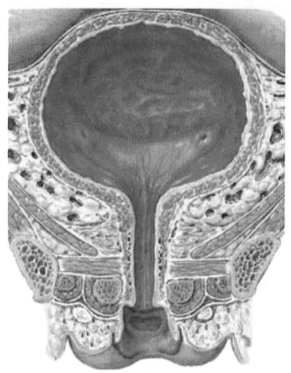

※ 女性尿道。女性尿道短
直，容易为细菌侵袭。

当我们的大脑对尿道括约肌发出指令开闸放水
后，尿液欢呼一声，奔向下游。不过它们的畅快之
旅并不是一帆风顺，前方还有艰难险阻。

对于老年女性来说，排尿也许不是一件简单的事
情，因为她们的尿道虽然短且直，但是由于尿道肌
肉萎缩，加上这个时候尿道括约肌开始松弛，所以女
性排尿的时候会有使不上力的感觉。相应的，这个
时候出来的尿液也流动非常缓慢，没有足够的动力。

对付前列腺增生有妙招

1. 多排尿。无论男女，都是不变的道理，同时也是肾脏保健的好方法。

2. 多喝水。多喝水就会多排尿，浓度高的尿液会对前列腺产生较多的刺激，所以多多喝水，以稀释尿液的浓度。

3. 多放松。生活压力可能会增加前列腺肿大的机会，临床显示，当生活压力减缓，通常前列腺症状多会舒缓。

4. 规律的性生活。临床显示，每周3次或更多的规律性生活可以缓解前列腺疾患，而让前列腺排空的最佳方法莫过于规律的性生活，许多中年夫妻通常会慢慢失去性生活，这对于前列腺保健十分不利。

5. 洗温水澡。洗温水澡可以缓解肌肉与前列腺的紧张，因此可以减缓症状。

6. 远离咖啡因，辛辣与酒精以上三种刺激性食物。对于男性的影响虽然是因人而异，但是为了健康最好远离。

另外，由于这个时候多发感染等情况，女性尿道口都有不同程度的充血肥大。加上年纪大了，尿道黏膜越来越松弛，出现皱褶和变得狭窄，这样排尿的途径也开始变得不通畅了。排尿一不通畅，容易滋生细菌的尿液在泌尿系统中蓄积，加上女性尿道短直，本来就容易被细菌们侵扰。所以这个时候的女性，很容易出现泌尿道感染。

对于男性来说呢，情况又略不一样了。男性的泌尿肌不像女性那样容易松弛到完全使不上劲，所以这个时候还可以憋憋气用用力什么的。不过呢，如果老年男性因此在心中窃喜，那他就高兴得太早了。幸福的泌尿道看起来都一样，不幸的却是各有各的不幸。老年男性的泌尿道有自己的克星——肥大的前列腺。

其实原来我们的前列腺也是一个英俊挺拔的有为青年。他们长得类似一个小桃子，不大不小，总把自己收拾得整齐干净，像一个典型的理想主义青年认真努力地工作。输尿管从前列腺里面穿过的时候它们总是友好地相互打招呼。大家各为其主，井水不犯河水，倒也是处得十分融洽。

不过时间长了，前列腺就不再那么好了。就像所有结婚成家的有志青年们一样，它们很快变得胖起来。变得一天比一天臃肿。而它们的思想也开始变成了彻底的犬儒主义。这个时候输尿管依然如往常一样从它们体内穿过，但是这个时候你已经感觉不到的它们为身体健康大计而工作的快乐和奉献的激情了。它们更多地开始考虑起怎么减少尿液从输尿管中通过时给自己带来积压感的不舒服感觉了。

其实前列腺增生也不是都这么可恶。有数据显示，60 岁以后约有 35% 的男性都会出现前列腺良性增生的情况。不过呢，有些前列腺实在是太不像话了。它们从 40 岁开始，就开始打击排斥平滑肌们，让那些真正干活的平滑肌萎缩，而标志着各种错综复杂关系的没有实际用处的纤维组织却在前列腺中开始大量增生。这些家伙们不像原来那样可爱的前列腺小伙那样，做事有节制，好说话。这个时候的前列腺开始越来越硬邦邦的，成天板着脸。不仅如此，它们还包庇勾结身体中的不法分子——结石。于是从中年以后开始，不少人的尿道就开始受前列腺的鸟气了。每次解手都像是上刑，赌咒发誓，又是憋气又是跺脚的才能出来。有时候急得那些大老爷小眼泪在眼眶里面乱晃，恨不得驾时光机器飞回童年钻进褯裤之中，下面垫上一块白白软软的尿不湿，只等妈妈一声口哨就可以肆无忌惮，想尿就尿。

※　前列腺检查示意图。

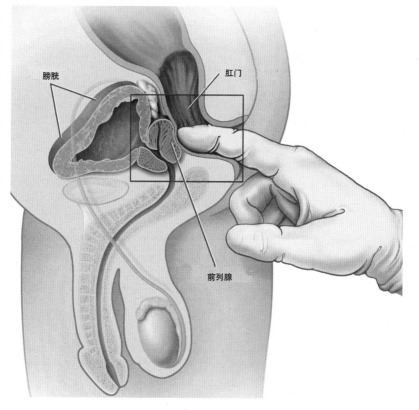

膀胱

肛门

前列腺

ZAOYU "GUIJIANCHOU"
遭遇"鬼见愁" >>

和前列腺一样讨厌的是泌尿系统。这些家伙说大不大，在临床有些困扰病人多年的"鬼见愁"级别的尿道结石被医生取出来后常常就只有一点点大。它们甚至小到不够资格称为石头而只能叫沙粒。但就是这些外来的路霸们从我们的肾脏开始，一直到下面的前列腺中都无孔不入地占山为王，设下大大小小的关卡尽情地折磨我们。

如果只是排尿不便，夏季容易引发输尿管痉挛让我们痛一痛，那我们可能也就忍了。但是这些家伙得寸进尺，对我们尿道、前列腺肆意摩擦刺激，有时太过火了还将我们的尿道黏膜划破出血。于是我们本来就已经很乱的生活中又还多了"不明原因血尿"这个讨厌的家伙来添乱。阎王好见，小鬼难缠。烦归烦，遇到血尿的时候，老年人们还不能置之不理，还不能不管，为什么？因为老年人很容易得的另一种要命的疾病——膀胱癌的发病征兆就有一个是无痛性的血尿。所以如果哪天自己因为前列腺肥大排便困难正在火头上，突然发现自己小便是鲜红或酱红色，一定要压下心中的烦躁，老老实实去医院做一下检查，以排除膀胱癌的可能性。

不过说句题外话。有些尿道结石是没有办法避免，由不明原因生成的；有些结石却是我们自己烧香引来鬼，由不正确的生活方式引起的。长期打麻将，久坐不动，不爱喝水，不吃蔬菜水果，都可能引起结石。另外有些老人每天大量喝牛奶，吃各种各样的补钙品，也容易患上结石。

其实我们的身体对于钙质的需要基本都可以在正常均衡的膳食中得到满足。但是由于铺天盖地的广告等种种原因，很多人还是忍不住大量地补钙。药商捏造出补钙的概念，然后我们想要健康的愿望将它的必要性无限放大，甚至有时候都到了荒谬的地步。

我们是需要钙，但是我们不需要把钙当饭吃。我们只需要在血液中保持很少的一点钙来调节我们的生理功能即可，另外就是我们衰老的骨头要一点点钙来进行修补，但是我们不是需要那种看得见的沉淀后的钙。我们身体需要的钙质是有机钙，而且只需要很少一点点就完全足够。大量、超标地摄入钙剂，比如过多地喝牛奶，或者带有恐慌感地服用大量钙剂很容易造成多余的钙剂在我们身体的各个部分沉淀凝集。于是肾结石、尿道结石什么的，就会带着招牌式的鬼见愁微笑，笑嘻嘻地上门来找你聊天了。

一分钟了解人体泌尿系统的衰老

由于肾脏有很强的功能储备，所以虽然在中年时我们的肾脏就已经开始快速衰老，但是只要不是过分极端的生活环境，我们泌尿系统的衰老给我们带来的烦恼都更多地反映在前列腺和结石等排尿障碍上。进入 60 岁以后的老年期后，在全身机能普遍下降的浪潮中，肾脏衰老的问题虽然日益加剧，但不是十分突出。最突出的还是排尿受阻给身体带来的困扰。

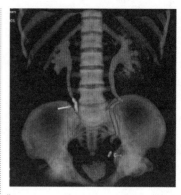

※ 尿路结石。我们可以看到双侧肾盂充溢良好，左输尿管（图中右侧）显影清晰，充溢良好，没有结石。右输尿管（图中左侧）显影剂不能随尿液充斥输尿管下端，在中间有明显的阻滞，说明有结石。

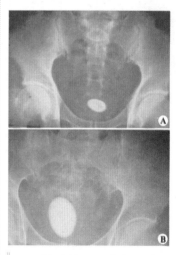

※ 膀胱结石 老年人出现前列腺肥大的时候，常常需要这种检查，这种检查也可以同时进行前列腺按摩，缓解前列腺炎症。

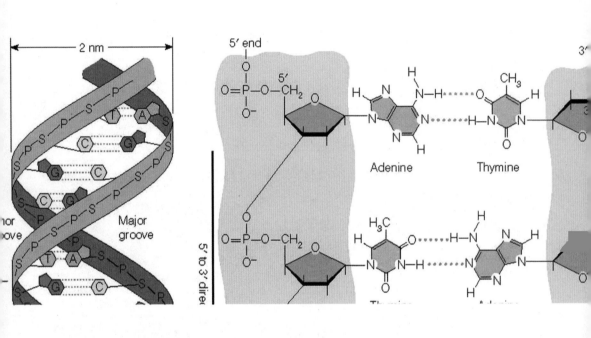

2 nm

C
G
C
G
C
G
T A
G C

Major
groove

nor
oove

5′ end
5′
O=P−O−CH₂
O⁻

Adenine   Thymine

5′ to 3′ direc

O=P−O−CH₂
O⁻

PART8

第8章

看不见的发条

凡表象必有内因。世上万事万物千姿百态，五光十色，看起来让人眼花缭乱。但细细看来，任何事物的本源都是一致的。佛说一粒沙化三千世界，三千世界皆为一沙。身体各个系统走向沉睡之路的过程，看起来好像各有各的特点，各有各的故事。但是，我聪明的菲菲，你是不是也从中间看出一些相同之处呢？比如脂褐素这个讨厌的家伙是不是到处都可以看到它的身影？比如说为什么很多的器官衰老都是由于干细胞的分裂不能再满足机体代谢的需要？为什么会有这么多的相同之处呢？难道真的有一根看不见的发条在背后控制着我们人体细胞的寿命？这根看不见的发条又是什么呢？

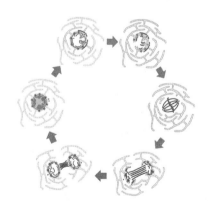

JIAZAI YUEQIU SHANG DE WANGYUANJING

架在月球上的望远镜 >>

线粒体原本是其他生物

在远古时代，原始真核细胞内吞入一些依靠氧气生存的原核细胞并与之形成内共生关系，以便利用它们进行有氧呼吸途径的能量代谢，内共生的好氧细胞最后演变为线粒体。植物细胞中叶绿体亦有相似的起源，通过内吞入蓝细菌之类的光合原核细胞经内共生演变为叶绿体。

我们身体是由一个一个细胞组成的，这些细胞每一个都有自己独立的生命。它们也会出生，从一个小小圆圆的点点慢慢长大成熟。它们的生命也有尽时。一旦大限来临，它们也会如人类一般，逐渐萎缩，最后走上自己的沉睡之路。它们不会说话，但它们也有自己特别的感觉渠道。在它们缺乏养分的时候，它们会难过地皱缩在一起，身体缩成一团，相互间紧紧地贴在一起，以节约可怜的一点养分。在给养很丰富的时候，它们也将会养得脑满肠肥，就像个小暴发户。

一个小小的细胞就像一个很精致的闹钟一样。在这个只有神奇的自然才能控制自如的空间中，不空不满地摆放着各种各样的细胞器。动物、植物和细菌的细胞看起来是不一样的。对于动物来说，一个典型的细胞是这样：居于最核心位置的是一个细胞核，在细胞核里面安置的是带有无数基因信息的染色体。在细胞核外面是管理蛋白质生成的"内质网"结构，呵呵，不要问我为什么它会叫这个名字。这是一个从外文直译过来的名词。反正大家叫得多了，知道是怎么一回事，也就固定下来了。

除了它们之外，细胞中还有一个很重要的结构是线粒体。它管理细胞中能量的生成。这个家伙是一个外来户，是生物进化过程中由紫合菌和单细胞生物相融合而继承下来的。所以在线粒体里面有一套独立的染色体。

染色质、内质网和线粒体，代表了我们这个世界的三大要素：信息、物质和能量。按照由脱氧核糖核酸——也就是我们常常听说的 DNA——构成的染色质携带的基因信息，细胞在细胞核中抄录出一份带有与 DNA 记录的生命信息一模一样的核糖核酸，也就是 RNA。然后，RNA 穿过细胞核到达内质网这个细胞质中的蛋白质工厂中，依照自身记录的信息指导分子机械师们安装出蛋白质。这些蛋白质借助由线粒体里面来的能量完成我们细胞的各种生命活动。这个过程是如此的精密和复杂。我们细胞中的这些细胞器们又是如此的巧夺天工和放置紧密，在我们的生活中大概只有瑞士工匠们手工装配出的顶级钟表可以和它们相提并论吧。

大部分体细胞在它的一生当中会一直不停地分裂，不过这种分裂不是无限制的。美国著名的老年医学专家 Hayflick 发现不同动物种属来源的动物细胞在体外生长时分裂传代的次数各不一样，而这种分裂能力上的差异和这些动物表现出来的自然寿命有很强的内在联系。细胞分裂传代能力强的，动物的寿命也长；细胞分裂传代能力弱的，动物的寿命也短。比如说人的成纤维细胞可以在体外分裂传代大概 60~70 代，而海龟的寿命有两三百岁，它的成纤维细胞也能在体外相应地

※ 细胞器的结构。

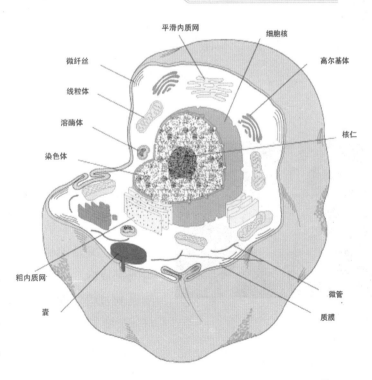

平滑内质网
细胞核
微纤丝
高尔基体
线粒体
溶酶体
核仁
染色体
粗内质网
囊
微管
质膜

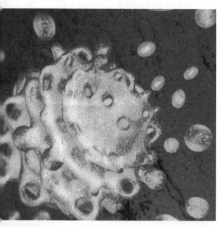

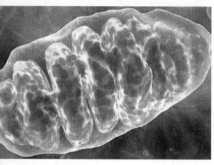

※ 细胞器照片。其中，上图为高尔基体，下图为线粒体。

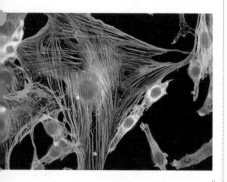

※ 小鼠成纤维细胞。

分裂传代130次。小鼠的最高寿命只有短短的3年半，相对应的，它的成纤维细胞也只能在体外分裂传代可怜的20次。

按照这个理论，Hayflick进一步观察到人的体细胞的分裂传代能力的极限是50代左右，所以他推测说人的自然寿命极限应该是120岁。

这个理论在老年病学中有很重要的地位。就像我上面说的一样，人们也从自然界观察到很多和这个理论相一致的事实。于是人们不由得疑问，是什么在背后控制着我们人体细胞的寿命呢？如果像爷爷上面说的那样，将细胞看成一个很精密的钟表的话，那么它又是用的什么样的发条来控制它自己的走时时间呢？

这个问题一直困惑了人们很多年。因为细胞实在是太小了。在这个世界中，不仅是东西的尺寸，时间的尺寸也是很小的。一样用我们的肉眼，并从我们所处的时间尺寸来看细胞中的生命活动，就像是我们从月球上通过一个太空望远镜来拍摄地球上发生的一切，然后再以快进方式来播放录下来的影片。我们可以看到城市在一瞬间繁荣，下一瞬间荒芜；森林绿了又黄，黄了又绿。如果角度合适，偶尔我们还可以看到一些很壮观的景象，比如海啸后海岸线的改变，比如灰色的城市是怎么一步步将夹在其中的绿色田地蚕食，比如夜晚时一个个灯火簇拥的区域代表着一个个城市。

我们从显微镜下看到的细胞的很多生理活动就像这样。真正的生理变化是很多无比微小的分子在瞬间完成的，我们根本不可能通过肉眼来追上其中细微的过程。就像上面说的，我们从望远镜里面只可能大略看到一个个城市群瞬间崛起，但是我们不可能看清楚这个城市以什么样的先后顺序被建设出来，更不可能看到这些城市中某个工地上的修建者。

尽管如此，他们也不是全无所获。经过长时间的观察，他们发现一个细胞的分裂是有周期规律的。很多时候，细胞都在熟睡，然后它们醒来，开始在体内复制生成很多物质，然后在这些物质的基础上开始分裂，让自己一个变成两个（生殖细胞除外）。然后呢，它们继续沉睡，直到下次醒来。

这种分裂不是永远进行的，有时候，细胞们会从这个生命周期中脱出。它们不再进行周而复始的分裂，而是开始分化。比如说神经干细胞，原本就是一个超生游击队，它们每天的营生就是吃饭、睡觉和下崽。日复一日、年复一年，突然，有一天，它们不再分裂下崽，开始了分化。这个时候的神经干细胞不再是千篇一律圆头圆脑的模样，开始长出标志自己身份的触角，呵呵，按照专业的说法是树突和轴突。它们长得越来越成熟，也开始作为一个神经细胞开始发挥作用。但是这个时候，它们已经失去了繁殖后代的能力，不再能分裂了。这就像是小孩长成大人一样，一开始是老长个子不长块，后来身高增长停止，开始长肌肉，慢慢地越来越有男子气概，但是这个时候，已经完全没有任何长高的潜力了。

终其人的一生，上面所说的停止分裂的情况毕竟是少数，大多数干细胞还是孜孜不倦、无比敬业地履行着繁衍生息的重任。可以说，只要这些干细胞在，我们的身体就有源源不断的新生细胞供应。但是，到了我们老的时候，原来视分裂下崽为自己第一生命的细胞们居然像是玩腻了一样，齐刷刷停下脚步，光睡觉不再醒来分裂了。

科学家们做了很多的努力，但是，还是没有办法从细胞的层面对这些生命事件进行更深入的研究和理解。

有丝分裂

有丝分裂是真核生物细胞分裂的基本形式，也称间接分裂或核分裂。在这种分裂过程中出现由许多纺锤丝构成的纺锤体、染色质集缩成棒状的染色体。1882年，W. 弗勒明最先将此种分裂方式命名为有丝分裂。通过有丝分裂，作为遗传物质的脱氧核糖核酸（DNA）得以准确地在细胞间世代相传。通过有丝分裂和细胞分化才能实现组织发生和个体发育。细胞在进行有丝分裂时，核和胞质都发生形态上的变化，称有丝分裂期。两次有丝分裂之间称为分裂间期。有丝分裂期和间期合起来称细胞周期。

FAXIAN SHUAILAO JIYIN

发现衰老基因 >>

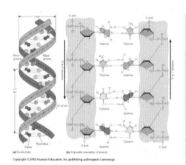

※ DNA 双螺旋结构。这是美国科学家沃森与英国科学家克里克最初提出的 DNA 双螺旋结构的模型图，两条 DNA 链平行相互吻合。

DNA 双螺旋结构的发现

美国科学家沃森与英国科学家克里克合作，通过大量 X 射线衍射材料的分析研究，提出了 DNA 的双螺旋结构模型，1953 年 4 月 25 日在英国《发现》杂志正式发表，并由此建立了遗传密码和模板学说，奠定了现代分子生物学蓬勃发展的基础。

不过呢，世界上的事情常常是柳暗花明。随着以 DNA 双螺旋结构发现为标志的分子生物学的兴起，我们开始能够从一个全新的角度——分子的角度来架构我们的"望远镜"，研究和观测细胞里面那些原来我们根本想象不到的事件。

这就好像刚刚我说的那个在月球上观察地球的老式望远镜，突然被换成了分辨率是原来的几千几万倍的新型设备一样。我们惊喜地发现，我们现在不仅仅能够看到地球上的宏观变化，我们也可以看到原来看不见的城市工地上的建筑工人了。也就是说，我们可以从分子，这个细胞层次以下的视角来探索生命世界了。那么，细胞背后那个看不见的发条到底是什么？是什么让我们的细胞可以不多不少地分裂？是什么精微的结构在我们的细胞中四两拨千斤地控制着身体细胞的生老病死，甚至进一步控制着我们的生命呢？

带着这个问题，科学家们开始研究在衰老细胞和壮年细胞中表现不同的细胞。通过在线虫、果蝇等模型生物上面做试验。一开始，进展还是很大的。科学家们很快发现有的基因和寿命关系非常大。如果这些基因被改变，用来作为模型进行研究的动物的寿命会有明显的提高或降低。于是科学家们高兴地将它们命名为衰老基因。

但是后来，随着研究的继续，科学家们发现按照这些基因编码所生成的蛋白在细胞中的功能涉及各个方面。所以大家开始怀疑是不是它们对于衰老的作用是间接的——它们只是管理一些重要蛋白的基因。科学家还发现，尽管这些基因管理着对细胞生命很重要的蛋白，但是它们自身并没有一个严格的计数系统，只是随着外界的物理化学因素的削弱而最后慢慢地失效。

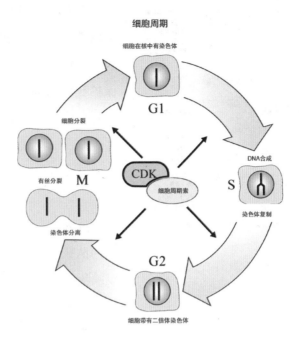

细胞周期

细胞在核中有染色体

G1

细胞分裂

DNA合成

CDK

细胞周期素

S

有丝分裂

M

染色体复制

染色体分离

G2

细胞带有二倍体染色体

※　细胞周期示意图。

还是用闹钟来打比方，这些基因很可能不是那根有自己节律性的发条，而是一些对钟表走时作用重大的部件。这些部件没有一个预先被设定好的终点，它们只是被动地承受外界的破坏和削弱。如果遭受的破坏很轻微，那么它们就可以多走几年；如果外界的打击太重，一下子被毁掉了，那钟表当时就停摆。所以，人们认为这些基因更应该叫作寿命相关基因，它们更多的是我们细胞生命的维持者。

最开始发现的寿命相关基因和我们体内的抗氧化酶有很大的关系。

在细胞中有一种叫作氧自由基的物质。这种物质就像是一个个塔利班极端组织的自爆分子，会破坏和它结合的任何物质。很多细胞器，甚至细胞核内的 DNA 染色质都会被它所损害。

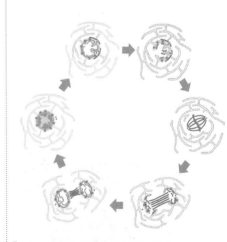

※　调控细胞周期的各种蛋白质，每一个都代表一种基因编码的蛋白，它们构成各种信号通路调控细胞周期完成。

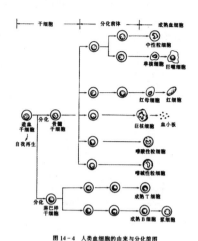

图 14-4 人类血细胞的由来与分化简图

※ 以造血干细胞为例的干细胞分化谱系图。

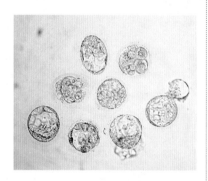

※ 2004 年 11 月最早报道的科学家首次利用克隆技术获得的人类胚胎干细胞照片。

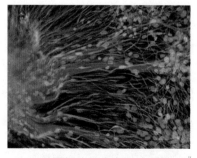

※ 干细胞的染色放大照片。

而人们早期发现的寿命相关基因恰恰就是编码可以消除氧自由基的酶类的基因。这些基因编码生成的蛋白可以清除掉我们身体内的氧自由基，从而保护我们的细胞。随着分子生物学的进步，这类基因越来越多地被我们所发现。它们的功能一般都集中在代谢和细胞对外界强力刺激的修复功能上面。前者让人觉得非常好理解，呵呵，一旦细胞的代谢出了问题，细胞开始不爽，继而变老，郁郁而终十分正常。后者对衰老的作用也显得合情合理，修复和损害就像是两队拔河的大力士，绳子中间红布标的走向就是反映我们衰老状况的风向标。如果修复这边力气大，占了上风，那我们的身体状况肯定就是青春和健康。如果损害这一方占了上风，那我们的身体肯定就是向着衰老的方向前进。

虽然有所斩获，人们还是觉得非常不满足。因为我们还没有得到最后的答案，还没有找到有内在节律、可以自发控制细胞寿命的分子。一步步地，我们又找到了很多衰老的关键点，但是我们还是没有找到衰老的发条。

这个时候，事情起了转机。一些科学家发现，有一种叫生长停滞蛋白的物质可以改变细胞的生命周期。

所谓的细胞生命周期是指细胞生命中周而复始经历的几个阶段。就像我上面说过的一样，细胞总是周而复始地经历沉默期和分裂期。

在沉默期的时候细胞开始继续分裂必需的物质，在分裂期，细胞就开始分裂传代，延续自己的生命。

有些细胞已经走到自己生命的最后状态，比如说不再会分裂的神经元细胞和上皮细胞以及成骨细胞的最后时刻，它们就不会再像以前一样，进入自己的生命周期。它们不会再进入分裂期，而是一直停留在沉默期。不再为分裂做准备，而是分化生长，一步步变成能让自己最大程度发挥生理功能的终末形态。和它们对应的是我们身体中的另一类细胞，这些叫作母细胞的细胞基本上不会发生分化，但是它们的繁殖能力极强。对于它们来说，生活就是一个在细胞生命周期上不断重复的快车道。它们在自己的生命周期上一圈一圈地飞驰而过，所留下的是成千上万的后代——或者更准确地说，是它们的分身。

科学家们发现，这种叫作生长停滞蛋白的物质可以让细胞们直接停止于生命周期的某一个时期，不能再进行分裂。这样，细胞们照常消耗，但是生成的却少了，于是很快，整个身体就显示出了衰老的迹象。

有很长一段时间，科学家们都沉浸在新的发现之中，各种衰老相关基因层出不穷，一时间人们都关注于这些新基因的功能。慢慢地，一个新的理论又浮出水面。科学家们认为，事情也许并不像我们原来想象的那样，衰老也许并不是由某个开关调控，它也许是身体中的一曲协奏曲。在这首曲子中，也许有一个主要的乐器在起指挥作用，但也有很大的可能是没有一个主要的调控机制，而是由很多机制有机地交错协调，最后一起带着我们的细胞走上沉睡之路。

干细胞知多少

干细胞（Stem cell）是指具有分化成其他种类细胞能力的细胞，同时具有自己复制增生能力的细胞。例如在骨髓中具有造血干细胞；生物发育过程中，具有高度分化能力的胚胎干细胞等。干细胞主要包括三大类。第一类是全能干细胞，它具有形成完整个体的分化潜能。与早期胚胎细胞具有相似的形态特征和很强的分化能力的全能干细胞，可以无限增殖并分化成为全身200多种细胞类型，从而可以进一步形成人体的任何组织或器官，最终发育成一个完整的人。全能干细胞在进一步的分化中，形成各种多能干细胞。这些多能干细胞具有分化出多种细胞组织的潜能，但却失去了发育成完整个体的能力。第三类是专能干细胞。它是由多能干细胞进一步分化而成的。专能干细胞只能向一种类型或密切相关的两种类型的细胞分化。在组织再生、自体器官移植、抗衰老治疗等方面，干细胞有很大的应用前景。

JUDA DE YAPAO

巨大的哑炮 >>

但是呢，生活常常是令人难以琢磨的。当你以为一切都在有序进行，一切尽在你掌控之中时，突然，意想不到的事情就出现了。这不，就在大家对衰老机制的研究热情都集中在新基因的发现和它们的功能的时候，一个发现，又把大家的视野拖回到分子发条上面来了。

这个玩意儿叫端粒。它是我们动物细胞中染色体末端的一种装置。人们最开始发现它的时候完全不

※ 端粒照片。图中染色体两端的亮点就是端粒。

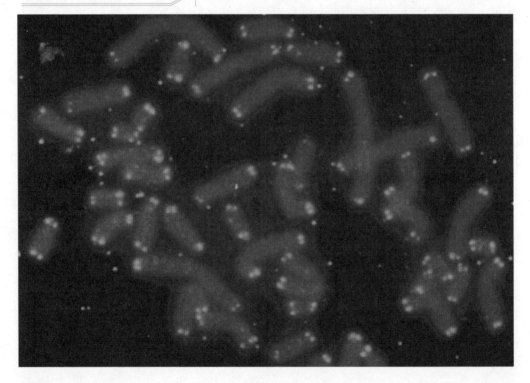

1. 染色体DNA的复制从双链分离处开始，子链的复制在
   其中一条上是连续的，而在另一条链上则不连续。

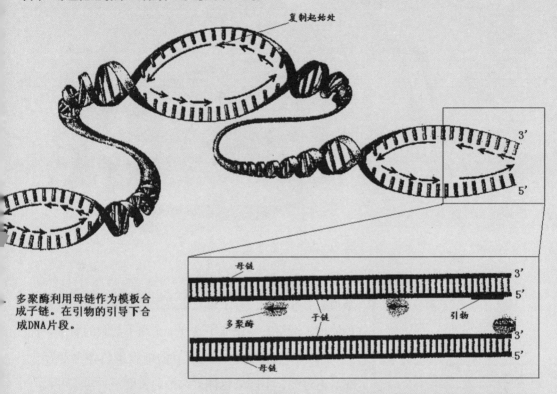

复制起始处

3'
5'

多聚酶利用母链作为模板合
成子链。在引物的引导下合
成DNA片段。

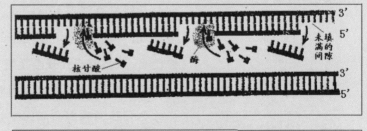

母链
多聚酶   子链   引物
母链
3'
5'
3'
5'

在其他酶的作用下移走引
物并将相邻的两个片段之
间的间隙填满。

核苷酸   酶   未填满的间隙
3'
5'
3'
5'

但酶不能将子链的其中一
个末端（5'末端）填满。

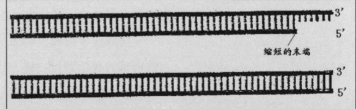

缩短的末端
3'
5'
3'
5'

※ 端粒缩短机制示意图。

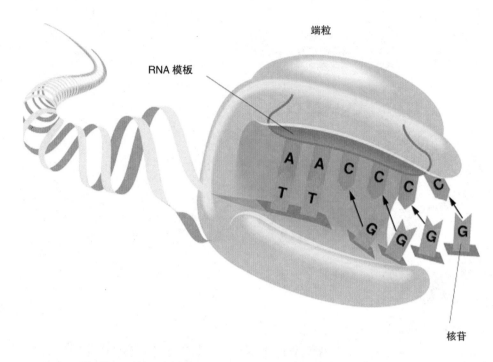

端粒

RNA 模板

A A C C C C

T T

G G G G

核苷

※ 端粒酶。图示端粒酶利用自身所带的序列在原本已经不能复制的染色体末端重新开始复制。从而使端粒不再缩短。

知道它有什么作用，于是只是根据它位于我们细胞染色体最末端给它随便取了这样一个毫不起眼的名字。

这个家伙在我们人类所有的细胞染色体上都存在。不过呢，不同染色体上端粒的长度不一样。可人们一开始没有注意到这一点。但是后来，有心人慢慢发现，咦，好像生殖细胞的端粒比一般的体细胞要长啊。于是就有人开始联想了，和生殖细胞比起来，一般体细胞的分裂传代能力要低上不少。那么这种长度差异与细胞寿命的匹配是不是暗示着端粒和细胞的寿命有什么关系呢？

一切到这个时候，都只是无边的猜想。就像是做一道很难的数学题目一样，我们凭直觉隐隐地感觉到应该有解，但是我们一时还是找不到好的下手途径。

也许是为了回报人类数千年来对于认识自身和揭示衰老之谜的迫切愿望吧。不久，也就是 20 世纪

90 年代初，叫作 Harley 和 Allsopp 的两位科学家发现了一个十分重要的现象。

他们发现端粒会随着时间的流逝而变短！

一开始，人们只发现人体内的成纤维细胞的端粒每年会缩短 14~18 个碱基的长度，而外周寿命更短的淋巴细胞则每年缩短得更多，达到 33 个碱基的长度。在体外的细胞培养中，科学家们也证实了这个现象。他们观测到在体外培养的人成纤维细胞中，端粒随着细胞的分裂传代而以某种恒定的速度降低。每一次细胞的分裂都是伴随着 DNA 的复制，而每一次 DNA 的分裂呢，又毫无例外地会让端粒长度变短一截。在人的成纤维细胞中，端粒的长度一开始是 4000 个碱基左右，而每分裂一次端粒就会减短 49~50 个碱基的长度。这样下来，人类成纤维细胞的端粒越来越短，到了后来只有 2000 个碱基那么长。这个时

※　DNA，螺旋模型。

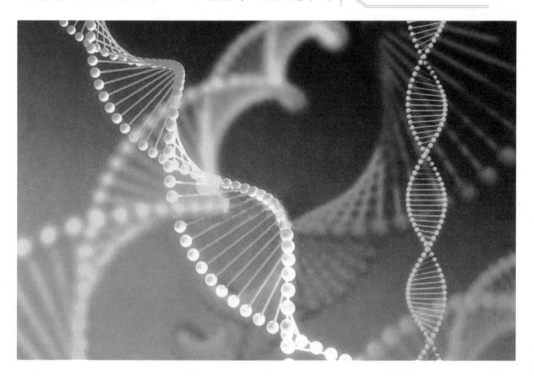

候，我们成纤维细胞中的生命发条就算是走到头了，于是细胞不再会分裂传代。最后的衰老和死亡就这么不可避免地来了。

发现了这个事实后，人们开始迫不及待地转向其他细胞，想要看看端粒随着时间的变短到底是一种普遍存在的事实，还是只是成纤维细胞中的一个特例。

很快，人们发现，这种现象存在于几乎所有的人体细胞中。比如说人体血细胞和皮肤细胞的端粒也是这样随着增龄而变短，到了端粒短到不能再短的时候，细胞的寿命也就基本走到了尽头。

更进一步的研究表明，端粒原来是由于在细胞分裂前DNA的过程中，每一次复制的起点都会比原来染色质的终点要提前那么一点点。

于是一代代地传下来，端粒就越来越短。但是，我亲爱的菲菲，还记得吗？成纤维细胞中的端粒一旦到了只有2000个碱基长度的时候，细胞就无法再次进行分裂了。

为什么细胞会在端粒还有一定长度的时候就不能再复制了，而不是要最后等到端粒完全被消耗完才不能进行复制了呢？经过科学家们的研究，人们又发现，端粒的存在是起到保护染色质的作用的。端粒的存在可以防止染色质降解以及不同的染色质相互融合在一起，把遗传信息搞得凌乱不堪。

好了，现在看起来仿佛我们在探索生命衰老的机制中取得了一个很大的胜利。我们好像已经找到了那个传说中的生命的发条。于是，科学家们迫不及待地想把这个发现拓展开来，应用开来，为人类的长生不老梦加入一丝实际的色彩。

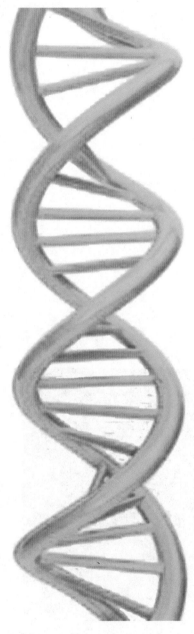

※ DNA，双螺旋结构

其中最直接的想法就是，如果我们能让端粒不减短，或者说，虽然会减短，但是我们通过什么手段让它的长度回复来弥补这种缩短。如果能够这样，那么我们的细胞岂不是就可以一直分裂下去，进而我们就可以长生不老了吗？

很快的，科学家们将热切的目光投向了人类的生殖细胞，还有就是肿瘤细胞。这两种细胞几乎都是可以长命百岁的。前者是我们身体中所有细胞的来源。它分裂生长出的细胞要经受住我们一生的时间。而后者呢，则是千真万确的可以无限传代，可以无限地生长。和我们的端粒理论相一致的，这些细胞中的端粒基本上不会缩短。

那个时期的科学家是心情非常愉快的。很多人都有以下的乐观而欣慰的推断：如果我们能找到让端粒变长，或者是让端粒不消耗的办法，我们不就可以永生了吗？

于是又是一段时间的探索、研究，喋喋不休的讨论和争吵。人们发现，之所以生殖细胞中的端粒能够保持一定的长度不变化，并不是因为它的端粒是属于傻大黑粗，经久耐用型。问题的关键是在这些细胞中有一种叫作端聚酶的物质。这种物质可以及时地修补缩短的端粒，从而让端粒保持自己的长度基本不变化。而在其他的体细胞，比如上面所说的上皮细胞、成纤维细胞中，这些酶的活性十分的低，有些甚至就没有。于是科学家们很自然地想到，要是能通过什么办法将体细胞中的端聚酶活性提高，或者干脆给这些体细胞输入外源性的端聚酶，那岂不是可以大大延长细胞的寿命吗？

世界上寿命最长的人

根据目前可以找到的官方资料，南非一名132岁的妇女被证实是当今世界寿命最长的人。这名妇女叫莫洛克·蒂莫，居住在南非北部的林波波省。资料显示，她生于1874年7月4日。蒂莫有8个孩子，29个孙子孙女，重孙辈多达54人，还有5个玄孙辈孩子。当地老龄组织正为蒂莫申报吉尼斯世界纪录。吉尼斯纪录显示，世界上年龄最大的人活了120岁，但在1986年就去世了，记录上健在的最高龄的人是116岁。

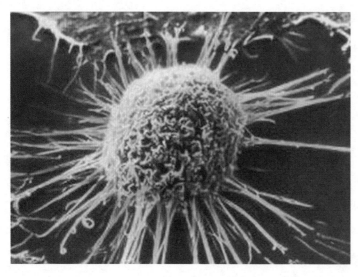

※ 纤维细胞。

于是，OK，问题现在好像基本解决了。万事俱备，只欠东风。生物学家们通过基因工程的办法，向成纤维细胞中（好像每次就是这个家伙被作为实验品，哈哈！）引导加入了大量的端聚酶。然后，就是眼巴巴地等待，看这些家伙能不能表现出超过旁人——呵呵，是旁细胞的生命力。

结果是非常令人鼓舞的，原来到了大概60~70代之后就寿终正寝的成纤维细胞现在居然增加了20倍，大大延长了它们的寿命。于是，一时间风潮四起，无数双眼睛都盯着这个小小的分子结构。有乐观的媒体甚至冒进地喊出了人类即将长生不老的口号。

不仅如此，在巨大的兴奋之中，人们智慧火花不断闪现。有人反其道而行之，通过在肿瘤细胞中减少端聚酶来尝试让原来可以无限繁殖，无限生长的肿瘤细胞束手伏法。你还别说，还真有一些肿瘤细胞对端聚酶的减少表现出了很强的敏感性，有的生长开始缓慢，有的不再无限生长，到了一定时候就自然死亡。这好像不仅为治疗癌症开辟了一条极有前途的金光大道，而且从反面有力地印证了端粒对寿命的巨大意义。人们一时间进入一个错觉，认为其实寿命的调控是一件很简单的事情。

但是，任何时候这个世界上都不缺乏冷静的人。一些科学家在众人都以为长生不老是指日可待的时候，冒着天下之大不韪站出来提出了自己的疑问：端粒对寿命的作用到底是决定性的？最主要的？还是只是一个决定因素之一？另外，就像我们在肿瘤细胞中看到的，干扰端粒的减短或许会引起细胞的恶变，让它们成为肿瘤。在这种一不小心就会出危险的情况下，就算我们想要改动端粒来延长我们的寿命，那我们又应该怎么去操作？

做什么是方向问题，怎么做是技术问题。方向问题是最难解决的，而一旦方向确定下来，问题归到技术层面后，一切问题就只是时间长短而已了。很快，世界各地的科学家们你追我赶地拿出了各种方案来完成这件事。一切都显得那么生机勃勃，媒体和科学界一起屏气凝神地关注着试验的结果。

结果出来了，结果就是——有结果。端聚酶对寿命的可能作用，就像是一个巨大的哑炮。在燃完了用人们的好奇和期待搓成的长长的引线后，没有发出大家期待中的那一声惊人巨响。

试验结果证明，端聚酶的增加对于人体细胞的寿命延长作用并不是特别的明显。而且，最要命的是，原来一直存在于人们担心中的会诱使细胞发生肿瘤样变的后果，在一些试验中得到了明白无误的证实。在人们的失望中，一个持续了很长时间的神话开始破灭。之后的很长一段时间之内，端聚酶好像被人们所遗忘了一样，不再有人提起。

※ 肿瘤细胞。

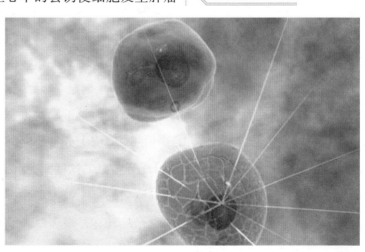

说不尽衰老之谜 >>

中心法则

在遗传学上，把遗传信息的流动方向叫作信息流。信息流的方向可以用科学家克里克提出的"中心法则"来表示。从"中心法则"可以看出，遗传信息的一般流动方向是：遗传信息可以从 DNA 流向 DNA，即完成 DNA 的自我复制过程；也可以从 DNA 流向 RNA，进而流向蛋白质，即完成遗传信息的转录和翻译过程。后来的科学研究又发现，在某些病毒中，RNA 也可以自我复制，并且还发现在一些病毒蛋白质的合成过程中，RNA 可以在逆转录酶的作用下合成 DNA。因此，在某些病毒中，遗传信息可以沿图中的蓝线方向流动。上述逆转录过程以及 RNA 自我复制过程的发现，补充和发展了"中心法则"，使之更加完整。

基督新教的教宗马丁·路德在前往德意志议会想要对世人宣讲自己的宗教主张的时候，一个路人对他说："小僧侣，你选了一条艰难的道路。"我们对于寿命奥秘的探索也是这样。挫折就是这条道路上唯一的鲜花。我们都是靠着失望中偶尔的希望，和不屈不挠的勇气继续前进的。

对端聚酶不再热切关注，对于媒体和科学家来说，是有着不同的出发点的。

对于喜欢追逐刺激性标题的媒体来说，端粒最后没有成为一个符号化的生命发条是一件让他们大失所望的事情，因为他们不能再用几个显眼的字眼就将大众的视线集中起来。曾经煽起的热情，现在已经转移到了别的地方。

而对于科学家们来说，无论如何，研究都在继续。其实端粒和生命的关系，以及中间的调控细节不断地被人们所了解。一幅原来模糊的画面越来越清晰。人们渐渐发现对于端粒本身来说，除了起直接延长作用的端聚酶十分重要之外，其他一些辅助酶类也是十分重要的。这些酶类由于数量少而且出没诡异，所以原来一直不被人们重视和了解。随着检测手段的越来越发达，很多原来没有注意到的细节现在越来越凸显。科学家们对于端粒在生命中的作用也了解得越来越深入。

但是，这个时候的科学界并没有像刚刚发现端粒时那样兴奋。

因为越来越多的发现和证据都表明寿命并不是像我们最初一厢情愿想象的那么简单，是由一个开关一样的装置直接调控。比如人们发现对很多动物的研究中都没有发现端粒长度与寿命之间存在关系，比如说人的端粒比老鼠的短多了，但是人的寿命比老鼠长多了。更有意思的是在作为研究模型对象的蛔虫

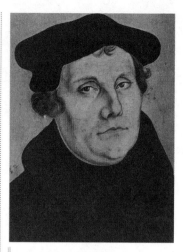

※ 马丁·路德。

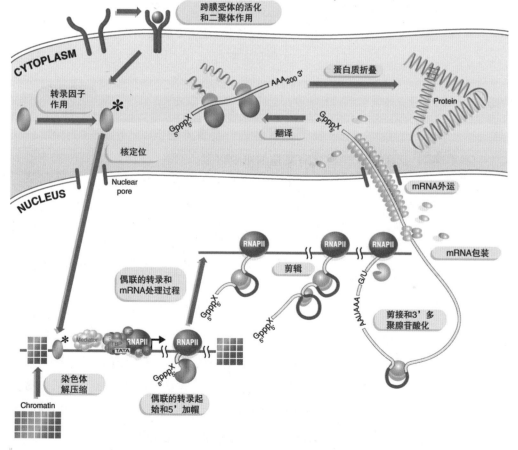

※ 中心法则具体图解。展示由 DNA 到 RNA 到蛋白质的过程。

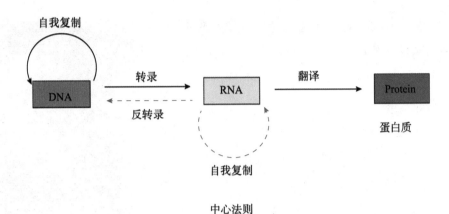

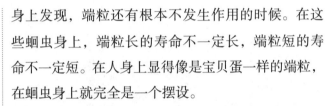

中心法则

※ 根据现有发现修订后的中心法则图。

身上发现，端粒还有根本不发生作用的时候。在这些蛔虫身上，端粒长的寿命不一定长，端粒短的寿命不一定短。在人身上显得像是宝贝蛋一样的端粒，在蛔虫身上就完全是一个摆设。

这些发现都提示我们寿命的关键因素很可能不止一两个。更多的可能是，纵横交错的细胞内的信号通路和生物装置共同织成了一张复杂的网。端粒在上面虽然是一个重要的节点。但是除了端粒之外还有其他的重要因素。

于是，科学家们打消了最开始想要毕其功于一役的想法，去除了心头的浮躁后，踏踏实实地深入去了解生命背后的奥秘。

当前，科学家们更进一步倾向于认为端粒只是一个前台的喽啰。背后的 DNA 的降解才是最根本、最关键的因素。就像我在开头给你说的话一样：一粒沙化三千世界，三千世界皆为一沙。寿命的本质就是时间在细胞中的延续，对于所有细胞复制来说最起始最关键的 DNA 才是一切的根本。其他环节出了问题还有相互补充，要是 DNA 出了不可挽回的损坏就只有等待细胞的寿终正寝了。

从同一个 DNA 到不同长短的同源 RNA，再从 RNA 到不同细胞中的蛋白质。细胞的衰老和细胞的生长一样，都是一个一生二，二生四，四相生万物的过程。所以说衰老的本质可能还是根源上的 DNA 出了问题。一个可能是 DNA 的耐受外界攻击，自我修复能力下降，另一个可能是我们 DNA 中基本的功能单位——基因的调控能力减弱。比如能够起作用的有活性的染色体的数量下降，比如 DNA 的碱基被一些小的化学基团进行修饰，从而影响到它和蛋白质的相互作用，还比如说可能是基因在转化为蛋白的众多中间环节上出现了这样那样的问题。但是由于在生物体细胞内，我们的基因最终转化为各种蛋白在各个时空出现，所以，呈现在科学家们眼前的衰老是一副包罗万象的全景图，头绪纷繁，错综复杂。

在这幅无比复杂的拼图中，有很多小图块都是由标志细胞衰老的分子标记物组成的。

其中比较出名，而且得到大家公认的主要是以下几个：

成纤维细胞在体外的增殖分裂能力，呵呵，这个应该是不用多解释了，我们一开始研究生命的寿命和衰老就是以成纤维细胞的繁殖能力作为我们的一个指标的。

第二个指标也是非常出名，就是我们今天絮絮叨叨说了很久的端粒的长度，虽然科学家们发现不能机械地用端粒长度来对细胞的寿命进行衡量，但是，端粒的长度毕竟在很多时候都是一个容易观测而且相对准确的指标。

第三个指标就是衰老时会大量出现在细胞中的 β－半乳糖苷酶。虽然我们还没有完全弄清楚这个

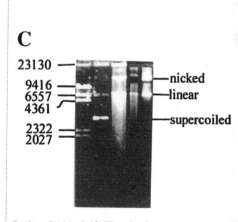

C

23130
9416
6557
4361
2322
2027

nicked
linear
supercoiled

※　DNA 电泳图。长度不一混合在一起的 DNA 片段的电泳图，由于 DNA 片段有长有短，所以跑得快慢不一，出现拖尾，呈彗星样。

东西的作用，但是大量的观测事实还是把它推到了我们衰老分子标记的探花位置。

另外就还有一些什么糖基化终末复合物等等我一两句话也对你解释不清楚的东西了，呵呵。

哦，对了，爷爷刚刚还说漏了一个标记，这个标记不仅重要，而且还是很有趣的。我刚刚说过，细胞中DNA的自我修复能力可能是衰老的一个重要影响因素。所以，科学家们也设计了一个指标来反映这一方面，这个指标就是彗星试验。听起来很有意思吧。

要知道我们的DNA在断裂降解后会出现很多小的片段。如果我们把DNA放在琼脂糖中，然后给这块琼脂糖加上电，DNA就会因为自身带负电而向正极的方向飞奔过去。这个时候，完整的DNA个头大，跑得慢，而那些断裂后的DNA则跑得飞快，一路领先。于是我们用肉眼看起来就好像一个彗星的图案。

于是我们就可以测这个彗星的长度了，长度越长，就代表小片段越多，越短小；而小片段的多和短小，又反映了细胞DNA修复能力的下降。所以和天文学上那个迷信一样，彗星的出现和加长预示着寿命走向终结。

任何事情都有一定的规律。

我们对世间万物的认识和掌握过程就是一个类似正弦曲线的过程，一开始，我们对这个世界的认识很少。很容易对有限的资料进行归纳，形成一个知识体系，这个时候我们对于自己知识的满足感会达到第一个高峰。到了后来，随着科学的进步，我们对这个领域的认知越来越丰富，这个时候，我们原有的认知归纳体系不足以让我们解释越来越多的现象，这个时候我们会对这个世界产生敬畏和混乱感。但是随着后来的更多的科学发现，我们又有了新的足够的认识来支撑起新的认知体系的建立，并且借助这一体系在很长的一段时间内引导我们改造这个世界。

对于衰老的分子机制的研究也是这样，一开始科学家们怀着兴致勃勃地心情去观察细胞的各种生命现象。这个时候人们对于衰老和生命的认知非常少，是第一阶段。到了后来，人们慢慢发现端粒的存在和它与衰老的相关性，并开始建立假说体系，提出端粒就是生命时钟背后的发条。这就是第二阶段。后来，越来越多这个假说体系之外的生命现象被人们观察到，科学家们也越来越倾向于认为细胞的衰老不是一个简单的端粒缩短问题。但是目前我们还没有到第三个阶段，还不能提出能全面解释目前观测到的生命现象的衰老假说。但是从科学哲学的发展来看，我们必然会在不远的未来，解开我们身体的衰老之谜的，呵呵。等那个时候，我亲爱的菲菲，或者爷爷也可以返老还童，和你一起出去游览名山大川呢。

一分钟了解你的细胞衰老

细胞的衰老带来了器官的衰老，器官的衰老带来了全身的衰老。人们越来越倾向于认为衰老是一个很多分子和细胞水平生物学事件叠加的结果。现代生物学对于未来我们揭示衰老原因有着里程碑式的作用。但是对端粒的研究历程，也反映了过去人们在衰老问题上曾有过的过分乐观。

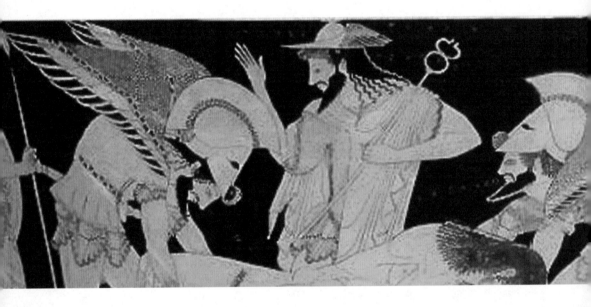

PART9

第 9 章
撒那特斯的镇魂曲

在希腊神话体系中，死神撒那特斯和睡神摩耳甫斯都是掌管整个冥府的哈迪斯王的属下。传说中他们会根据哈迪斯大人的命令和命运女神的预先安排，在一个人将要死去的时候出现。这个时候，撒那特斯会吹奏起他手中那支闪光的银笛。在笛声的引导下，无边的黑暗和疲倦会涌上就要死去的人的心头。这个时候，睡神轻轻从将死之人的额头拿走阻碍灵魂和身体脱离的最后一道约束——神智。而将要死去的人的灵魂则从身体顺从地走出，随着死神的笛声，开始自己前往永恒黑暗和安静的旅程。

那么，我们是怎么走完这段旅程的最后一程，是怎么最后陷入到永远的黑暗和宁静中去的呢？

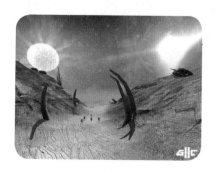

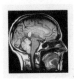

死神与睡神 >>

　　我亲爱的菲菲，在文明长河中涌现了数不清的文化。几乎每一种文化都有自己的宗教信仰。而几乎在每一种宗教中，死亡都是为一个具有非常高的地位的神灵所掌管。它们有的安详，有的狰狞，有的仁慈，有的邪恶。虽然各色各样，但是有一点都是相通的，那就是这些神灵都是在人们的敬畏中出现，然后带着死者安静地离开。

　　在希腊神话中撒那特斯（Thanatus）就是这样一位神祇。在希腊神话体系中，死神和睡神都是掌管整个冥府的哈迪斯王的属下。

　　传说中他和他的兄弟睡神摩耳甫斯会根据哈迪斯大人的命令和命运女神的预先安排。在一个人将要死去的时候出现。这个时候，撒那特斯会吹奏起他手中那支闪光的银笛。在笛声的引导下，无边的黑暗和疲倦会涌上就要死去的人的心头。这个时候，睡神轻轻从将死之人的额头拿走阻碍灵魂和身体脱离的最后一道约束——神智。而将要死去的人的灵魂则从身体顺从地走出，随着死神的笛声，开始自己前往永恒黑暗和安静的旅程。

　　爷爷在前面的时间里面已经给你讲了各个器官和系统的衰老过程。讲了它们是怎么一步一步走上了自

己的沉睡之路的。今天爷爷要给你讲我们的这些器官
是怎么走完这段旅程的最后一程，是怎么最后陷入到
永远的黑暗和宁静中去的。

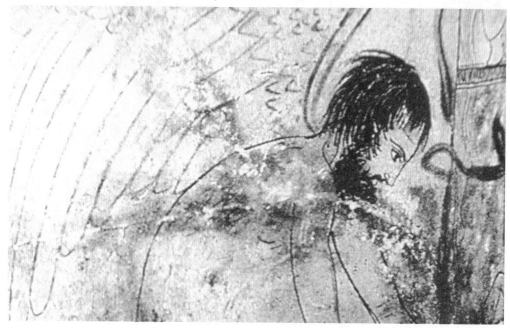

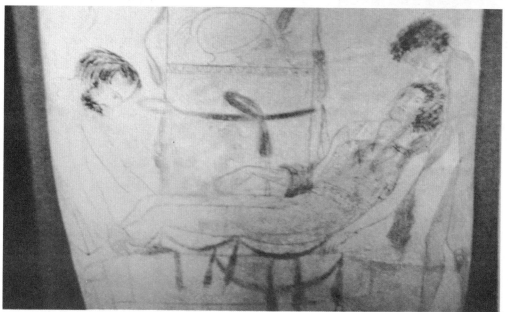

※ 法国国家博物馆收藏的古代陶器上的死神撒那特斯（Thanatus）的画像。

SA'NATESI DE "POHUNQU"
撒那特斯的"破魂曲" >>

不知道菲菲你玩过多米诺骨牌没有。对，就是让第一张牌倒下后就会顺序压倒后面的骨牌，直至最后一张的那种游戏。我们的死亡之旅，就像是这样的一场牌局。不过呢，在这场牌局上有两股力量在争夺着对第一张牌的控制权。一股力量来自撒那特斯，他总是想要推倒第一张牌，从而开启这个没有退路的多米诺牌局。而另一股力量的来源复杂，它来自我们求生的欲望，来自健康之神对我们的祝福和庇护，来自现代科技为我们带来的各种神奇的药物和医疗器械。

通常情况下是这样的。撒那特斯总是找准一切机会去推动第一张骨牌，让它变得摇晃晃，极端不稳定，好像随时都会倒下。但是，另一股力量不是在边上吃素的，它们马上就作出反应，它们会去稳定这张牌，会轻轻地安抚它，让它平静下来，不要急躁，因为这还不是开启牌局的时候。

但是，随着我们在沉睡之路上越走越远，我们的第一张骨牌变得越来越不稳定，越来越摇摇欲坠。终于，第一张骨牌被推倒。死神撒那特斯从自己身后抽出了银笛，开始了死神镇魂曲的序章：《破魂之曲》。

在无数的爱情小说或是电影中，

※ 工作中的死神和睡神。古希腊壁画中白昼的化身赫耳墨斯（Hermes）站在中央，旁边的两位是孪生兄弟死神撒那特斯（Thanatus）和睡神许普诺斯（Hypnos），它们也是冥王的首席武官。他们正在搬移一位战死的英雄前去死亡世界。

两个彼此心心相印的情人一起约定将来一辈子在一起直到最后"慢慢地老死"永远是非常浪漫的片段。但是对于我们来说，老死这个词语实在是太笼统了。无论是因为什么而引起的死亡，归根结底都会有一个器官或是一个系统的严重病变作为诱因。我们的身体作为自然中几乎可以算得上最精密的系统，有着极强的防御和修复能力。一般的打击最多只能让这个系统出现暂时的混乱或者是局部的损害。就算是出现严重的疾病，我们的身体也会启动各种预案，从而用其他正常部分来代偿发生损害的局部，从而维护整个系统的安全。如果我们是一个玩具娃娃的话，那我们到了老年后身上早就满是重重叠叠花花绿绿的补丁了。

要使这样一个坚强而极具韧性的系统崩溃，瞬间将极大的破坏集中在一点几乎是唯一的办法。

所以，在撒那特斯用无比优雅的姿势吹奏出的《死神镇魂曲》的序章《破魂曲》中，一定有一个异常有力的强音。或者是一场突如其来的严重心脏梗死，或者是久卧病榻的肺部感染，再或者是已经衰老不堪的肾脏在一些药物的毒性作用下，终于崩溃，发生衰竭。总而言之，一定会是我们的身体中的一个或者几个器官在很短时间内发生了自身无法挽回的功能崩溃。这种损伤是如此的严重，或者是因为这种损害已经时日太久，已经积蓄了太多的力量，以至于当它出现时，我们完全不能控制它的进一步恶化，也不能通过医药手段或是通过调动身体其他的力量来平衡消除它对整个机体的影响，将它限制在一个局部。就像是高手对决时一方抓住对方破绽后集中全部内力攻击一点，破除了对方的命门一样，死神大人，对我们身体完成了漂亮的第一击。悬河之堤，一朝尽破，千里良乡顿为修罗杀场。

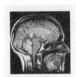

LUAN！LUAN！LUAN！

乱！ 乱！ 乱！ >>

撒那特斯知道，已经是时候了。应该由身着黑衣的他轻轻颤动自己的嘴唇，从自己闪闪发光的银笛中用带有死亡和毁灭的音符，奏出死神镇魂曲的第一个正式的章节——《混乱之曲》。他用悲鸣而平静的眼神看着自己面前这个就要被自己收割的灵魂，一点一点，用笛声将混乱和死亡的气息吹进那具也曾有过属于自己的无数磨难和辉煌的躯体。

这个时候，一般人会看到病人开始变得越发虚弱，极大的烦躁和极大的冷漠交替由他的脸上表现出来。他的呼吸和心跳变得异常，无论是变得微弱

※ 随着死亡的来临，穿过将死者的身体表面，我们看到了一个秩序正在坍塌，正在经历着黑暗前最大灾变的世界。

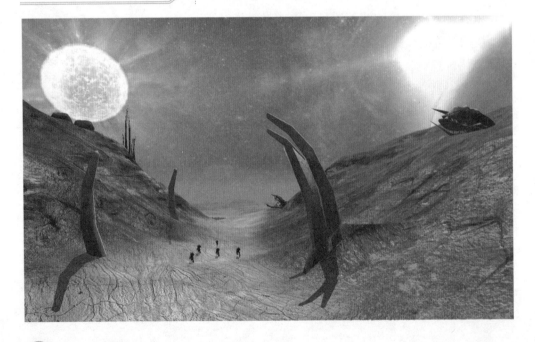

或是变得急促，都没有正常的节奏，一切都是混乱，毫无规律成为了这个时候最大的规律。

但是，如果在像爷爷我一样的医生的眼中，看到的会是另一种景象。我们的目光穿越了病人身体的表面，在我们的眼前，不是单单一句呻吟的身体，在我们的眼中，是一个秩序正在坍塌，正在经历着黑暗前最大灾变的世界，在这里最英勇和最懦弱并行，最美好和最丑恶同时出现。一切都变得极端，一切都变得不可调和。无数的矛盾在生命长河中汇聚，形成一个个旋涡，想要将我们的生命之舟就此吞噬。

相对于我们所处的稳定，按照自己规律来沉稳运行的外在世界，我们的身体内部也有一个内在环境。在这个环境中，一切都在一个规定好的范围内进行。合适的酸碱度，合适的离子浓度让我们的细胞能自在地生活。由于我们的身体对内环境的稳定性有着很多的保障措施，所以一般情况下就算我们身体中哪一部分出了一点小问题，也能被我们身体众多的保障措施限制在局部，或是很快地通过代偿机制来解决掉。

但是，在死神已经奏响了强烈有力的《破魂曲》之后，我们身体中内环境的稳定就已经被破坏，随着《混乱之曲》的奏响，混乱由一点而全身，范围开始越来越大，程度越来越严重，播散开来一发不可收拾。

在这个乐章中，主旋律由三个乐部构成：水电解质紊乱，缺血—再灌注损伤，凝血功能紊乱。

我们体内水分和电解质的代谢紊乱无疑是这个乐章中很强的一个乐部。接着序章之后，我们身体某一个部位出现大的衰竭，比如说肾衰竭、胃肠道严重病变的时候，最常见到，也最先出现的就是水电解质的代谢紊乱了。这个时候，由于肾脏的排泄功能障

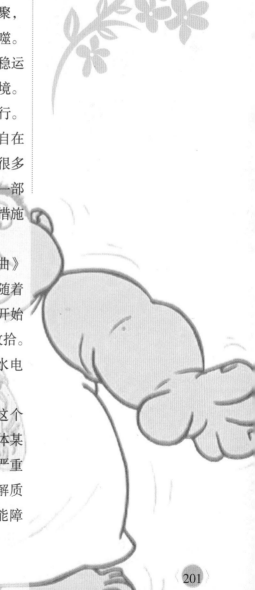

缺血－再灌注损伤

指临床上，以及大量不同种属（兔、大鼠、豚鼠、狗、猪等）的大量动物实验所证明的机体缺血后疏通血管或再造血管使组织得到血液的再灌注，反而加重身体损伤等更严重后果的现象。再灌注损伤是否出现及其严重程度，关键在于缺血时间的长短、侧支循环的形成情况以及对氧的需求程度。

碍或是病人大量呕吐腹泻等，我们体内的钠离子大大减少，我们觉得恶心、厌食、呕吐、腹泻、全身无力。同时由于血浆中钠离子减少，细胞内液体的渗透压相对升高。于是大量水分涌入细胞内，让细胞们变得水肿。这个时候从显微镜下看去，我们就会看到平时各种各样形状的细胞们，现在都变得圆圆滚滚，像是一个个的气球。不过这些气球可不是那么好玩的。对于一些生长在固定空间的器官，比如说脑和眼睛来说，内部细胞的膨大常常带来灾难性的后果。肿大的脑组织会被颅骨压迫，从而使管理我们呼吸心跳等生命活动的部位受损，从而直接让我们坐上冥府特快。水分的异常增多会造成我们细胞水肿涨大，这样，紧挨血管的细胞们倒还没什么，但和血管没有直接接触的细胞和毛细血管之间的距离就进一步加大了。这就像是本来一群人在窗口排队，突然中间的人全部换成了两百多斤的大胖子，这样排在后面的人离窗口的距离肯定就一下子远了不少了。于是，我们本来就已经六神无主的细胞们的营养障碍越发加剧，从而进一步加剧了我们体内的混乱态势。

这个还不算完，由于代谢的混乱，我们的体内还会出现钾离子浓度变低的情况。于是和钾离子相关的一系列器官活动也就开始乱了套。我们中枢神经系统开始精神萎靡、疲倦，四肢无力，甚至呼吸肌也打不起精神来工作；胃肠道呢，也好不到哪里去，在低钾环境下胃肠道原来有节奏的蠕动现在变慢减弱，甚至停止。而这会导致另一个十分严重的后果出现，甚至可以毫不夸张地说，我们最后的死亡，往往就是这个后果引起的。是什么呢？呵呵，爷爷等下到时候了会给你讲，现在还要暂时保密。

钠钾离子一个个出问题，我们体内的钙磷镁离子们也一个个都跑不掉，于是原来我们体内可以让细胞快乐生长生活的环境完全变了。被抛到一个陌生环境的细胞们有的不适应，直接死去；而更多的细胞变得茫然失措，不知道自己的下一步命运，一个个傻在那里无法完成自己平时最日常的工作。这个时候看去，病人神情淡漠，或是已经昏迷。他全身发软，偶尔不时轻轻地抽动。他在一个又一个的不舒服中饱受煎熬，腹泻、呕吐、恶心，让他完全不能安生。这个时候在病床边的我们，只有给他尽量调整体内这些电解质的浓度，希望用我们的知识，去和撒那特斯这个老混蛋狠狠地掰一回手腕，将我们的病人从他那该死的曲子中解救出来。

但是，我们也知道，撒那特斯这个家伙不是无能之辈，如果他只是一个只知道勇猛拼杀的莽夫，那他早就会败在医生们的手下。他是一个危险的对手，有力量，而且有耐心，计谋百出。在他的棋局中，缺血—再灌注损伤就是这样一个特殊的棋子。和前面的电解质 & 酸碱平衡被打破相比，这个乐部更要命。因为它不像上一个乐部那样一来就是猛冲猛撞。甚至从某种意义上来说初期缺血—再灌注损伤造成的危害甚至比电解质酸碱紊乱还要温和很多。但是作为这个乐章三大主打乐部之一，

※ 死亡来临前，我们的脉搏会又急又紧。就像战士星夜驰援前方的马蹄，急，而不敢停留。

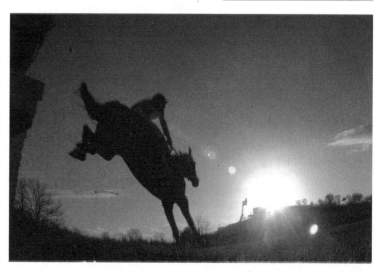

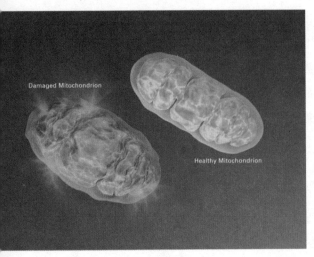

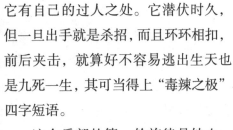

Damaged Mitochondrion

Healthy Mitochondrion

※ 在生命最后关头，细胞们都在想方设法苦熬，增加线粒体中必需的酶的合成，但是，此时的线粒体已不比年轻时候，越来越衰弱了。左图为受到损害的线粒体，右图为健康的线粒体。

它有自己的过人之处。它潜伏时久，但一旦出手就是杀招，而且环环相扣，前后夹击，就算好不容易逃出生天也是九死一生，其可当得上"毒辣之极"四字短语。

这个乐部的第一轮旋律是缺血。在我们病重的关头，由于身体里面水电质紊乱、心脏衰竭等原因，我们身体常常会出现局部或是全身性的缺血。而缺血的最直接和最严重的后果，就是——缺氧。

缺氧当然也还有一些其他的原因。比如病人的原发病症是肺部或是心脏，那么由于氧气的摄入量不足或是由于心脏对血液的运输能力的下降，都会让我们从宏观上得不到足够的氧气。而随着全身各个器官组织崩溃而来的全身广泛的血栓形成、细胞的水肿、血管的痉挛，都会大大增加氧气运输中的困难。但是无论怎么引起的缺氧，都不会让我们身体好受。它和上面我们说的电解质浓度紊乱不一样。上面说的电解质紊乱就好像是用大棒将细胞们一个个抽晕，虽然一时让它们乱成一团，但是基本还不会致命。缺氧就不一样了，时间一长，靠氧气在线粒体中进行氧化还原作用来为自己提供能量的细胞们会活活饿死。

于是这个时候，和摄取氧气相关的器官们，使上自己最后一份力气，想要尽量多吸收一点氧气。而和血液运输有关系的器官呢，则尽可能地加强血压，让我们的血液能够借助巨大的压力进入到缺血地区。

于是呢，我们的呼吸肌会在生存的压力下不由自主地加大劳动力度。这样我们的肺就会增加更多

的通气量。心脏在这个危急关头也发挥出了自己最大的潜能，让每一次搏动都尽可能地吞吐更多的血液。除了单纯地用力之外，我们的心肺还用上了巧劲，在肺部不是平均用力，而是按照不同肺泡的含氧量来控制不同动脉的扩张或是收缩。这样让有限的资源得到最大限度的优化配置。从外面看来，我们就会发现病人在急切地呼吸。他的用力是如此之大，以至于他的胸骨上窝、肋间隙、肋下及剑突下都深深地下陷，这也就是医生们口中的"三凹症"了。

这个时候，心脏（如果不是首先出现崩溃的病因而是还能正常工作的话）会紧急动员起来，又快又猛地波动。同时，血管们会开始收缩，加大对其中血液的压力。但是，世上之事常难两全。血管的压力增大，也会增大我们心脏将血液输送到血管中的难度，大大加重心脏的负担。但是，两害相权取其轻者，危难时刻只有让我们的心脏咬牙上了。无大家就无小家，如果整个机体都已经死去，心脏保全得再好也不能独活。这个时候，我们会觉得自己的心脏跳得又快又急，而且由于血管收缩，血压主要分配于血液的前冲力而不是对血管侧壁的压力。所以我们感觉不到很重的脉搏。这个时候如果把脉的话，我们会感觉到脉搏又急又紧，就像战士星夜驰援前方的马蹄，急，而不敢停留。大厦将倾，我们的心血管系统虽然已经不堪重负，但还是奋起昂扬，唯有激发全部生命力做殊死一搏。三国时曹植诗："捐躯赴国难，视死忽如归"，正是此情此景也。

国赴危难，匹夫有责。在这个关键的时刻，不仅是呼吸和心血管系统，我们体内的每个细胞都紧急动员起来。平时，细胞们主要使用有氧呼吸利用

※ 在人类面临死亡前，人体内的酸性物质会越来越多，大脑中酸度也在节节攀升，大脑中使脑细胞受到抑制的物质分泌增加。脑细胞逐渐不工作了。我们会变得焦躁不安，脾气暴躁，然后，就开始出现意识障碍和昏迷。

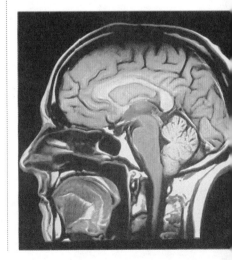

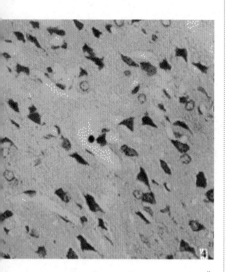

※ 缺血－再灌注损伤后的细胞。这是缺血－再灌注损伤后受损的神经细胞，它们没有原来的形态，都很可怜地缩成三角形。

葡萄糖来给自己提供能量。这个时候细胞们开始大量加大无氧代谢的比例，来代偿缺氧给自己的伤害。这就像有经验的司机在路上要是遇到没有汽油的情况下会向油箱里面倒上一些手头有的能量物质，比如说酒精等应急一样，细胞们也是没有办法。都知道无氧呼吸会产生大量的乳酸，时间一长，乳酸堆积对细胞会造成极大的伤害。继续有氧呼吸是等死，无氧呼吸是找死。但是时局危险，也顾不得这么多了。只有见招拆招，唯有希望我们的身体在撒那特斯的无敌的死神镇魂曲下能带有一份镇定，稳住阵脚，这样，方才还有一份生机。

开源之外也要节流。细胞们一边尽可能同时使用无氧呼吸来支撑难关，一边勒紧裤带尽可能地利用好每一份氧气。细胞们减少自己非必需的生命活动，减少体内对于蛋白质的合成，减少自己的离子与外界离子的交换，尽可能地节约使用能量。同时细胞们还发挥智慧改建自己体内利用葡萄糖产生能量的工厂——线粒体，加大线粒体的工作空间，增加线粒体中一些必需的酶的合成，让每一份珍贵的氧气，都能带来最大的效益。

沧海横流，方显英雄本色。在这个时候，虽然大家都是缺衣少食，按理说这个时候动得越少越好。只有动得少了，才能尽可能地节约能量，只有节约了能量，才能活得更久。很多细胞都这样想，于是一个个明哲保身，一动不动。但是也有一些细胞，心怀天下，不以个人得失为重，挺身而出为了整体的生存而不惜承担自己耗能殆尽提前死去的风险。颈动脉化学感受器中的细胞就是这样一个危难时刻坚守岗位的好汉。它们不断分泌出各种神经介质，向我们的中枢神经求援，要求呼吸中枢加大呼吸的力度和频率。

血管中的平滑肌细胞也站出来了。它们根据缺氧的情况不断舒张和收缩，改变血流的分布，以保证重要的生命脏器的血供。肾脏的肾小管间质细胞也站了出来，用自己最后一份力气分泌促红细胞生成素这个宝贵的激素，从而让体内的红细胞尽可能地增多和动员。这些细胞们由于在缺氧面前没有降低自己的代谢水平，所以很快就会支持不住，甚至死去。但是，正是它们用自己生命的代价，在这场大灾难中为整个躯体努力争夺着哪怕万分之一的生还希望。

由于在缺氧的时候，我们体内细胞积蓄了大量的无氧呼吸代谢产物乳酸。而肺部的疾病又使得我们排出二氧化碳减少，于是我们身体中的酸性物质继续增多。这样，原来身体中的另一个秩序就被打破了。细胞们原来生活的液体环境基本是不酸不碱的中性，现在却完全不一样了。由于酸度不断升高，细胞们越来越如坐针毡，整个就像是被泡在酸缸中一样。于是很多细胞肌顶不住，不能再好好地工作了。尤其是我们身体的行政部门——大脑，由于酸度上升，大脑中使脑细胞受到抑制的物质分泌增加。于是我们的病人大脑细胞先是三三两两，然后是一群一群，最后甚至是一个核团一个核团成建制地开始不工作了。这个时候，从宏观上来看，患者首先是焦躁不安、脾气暴躁，然后，就开始出现意识障碍和昏迷。

但是这些还不是这个乐部最出彩之处。古龙小说中李寻欢一手小李飞刀出神入化，与上官金虹一战更是震动江湖。在那一战中，小李飞刀一共使出两刀，前一刀极快，如流星闪电，直奔命门，后一刀慢如跛腿老龟，半天才到。但是，偏偏就是这后一刀要了上官金虹的命。为什么？呵呵，因为后一刀算准了上官金虹的退路，所以一刀封喉。而前一刀虽然

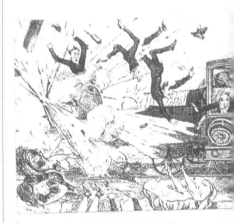

※　人体内的自由基具有很强的氧化性，会对身体造成极大的破坏。就好像是敌人在占领我们阵地后就埋下一颗颗的地雷。待到我们欢呼着冲上去重新收复阵地时，突然起爆，给我们造成巨大的伤亡。

气势如虹，却也只不过是一记虚招，终究还是为后一刀做了嫁衣而已。

如果把这个乐部中的缺氧比成是快而凶猛的前一刀的话，那么缺血一再灌注损伤就是那柄看起来一点都不威猛，慢慢吞吞却最终带来更大伤害的后一刀了。

这话怎么讲呢？呵呵，我亲爱的菲菲，人们很早就知道，在组织缺血后，尽早恢复血流是必须的。但是随着我们医生手中治好和治死的病人越来越多，人们发现，虽然多数情况下恢复血流可以使缺血组织和器官得到恢复，但是有时候也会产生使病情加重的情况。

撒那特斯这个家伙不是吃素的，他知道我们一旦出现了缺氧缺血的情况，我们一定会想办法改善循环，为身体局部重新输血提供便利。他想得很周到，就算我们的呼吸和循环系统通过自己的努力或是在外界医药的帮助下能够重新畅通，为我们原来缺血的机体送去新鲜血液，撒拉特斯也有后招在等着我们。在我们的血液运输好不容易再次通畅，大家一路欢歌冲向前方的时候，那个穿黑衣的家伙正一边冷笑一边拿起银笛，想要吹出这个乐部的下一段旋律。

在我们身体缺氧的时候，我们体内会有三个变化，一是随着无氧呼吸增多，我们身体内的氧自由基越来越多。这些东西在我们身体缺氧时对机体有一定的保护和维持作用，但是一旦身体重新开始大量供应血氧，在血氧的氧化作用下这些自由基具有很强的氧化性，会对身体造成极大的破坏。就好像是敌人在占领我们阵地后就埋下一颗颗的地雷。待到我们欢呼着冲上去重新收复阵地时，突然起爆，给我们造成巨大的伤亡。

第二个变化呢，就是在我们重新供血的时候，随着能量和营养物资进入细胞，大量的钙离子也一并

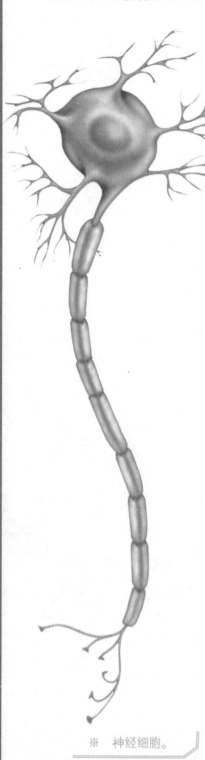

※ 神经细胞。

顺势涌入。钙离子这个东西，没有的时候，我们细胞受不了，但是太多了我们的细胞也受不了。没有它，很多酶类不起作用，但是它太多了，我们细胞内的一些专门管拆东西的降解物质用的酶也跟着大呼小叫起来。这一下，我们的细胞就完全遭罪了。另外，钙离子过多会让我们的心脏出现心率失常，让我们的肌肉过度收缩，对我们造成很大伤害。

　　第三个变化呢，就是在我们身体缺血时，受损害部位操起电话一阵狂呼，根本不考虑自己缺血缺氧是否关白细胞的事，心里光想着人多力量大，病急乱投医。一顿呼救下来，原本附在血管壁上的白细胞本来就是枕戈待旦唯恐天下不乱的狠角色。一听到身体呼救，马上从血管壁上脱离，跑步整队到血管中集中，然后就是急行军赶向现场。但是菲菲，你想想，我们身体现在最大的是什么毛病？对，是血液循环不通，缺血缺氧。原本就已经交通不畅了，再来这么一大堆军爷，羊肠小径更是挤得水泄不通。甭管红细胞白细胞了，谁都过不去，谁都只有挤成一团干着急。后来道路突然畅通，于是白细胞们立功心切，快马加鞭。但是，白细胞是什么角色？白细胞是我们身体中的武装力量，是所过之处人挡杀人、佛挡杀佛的狠角色。大量的憋屈已久的白细胞涌入出事地点，一旦逮着机会就长枪短炮地一顿乱轰，兵火之下难免玉石俱焚，城门失火殃及池鱼……于是我们原本就已经摇摇欲坠的机体，又再次在这些好心办坏事的家伙手中受到一次严重打击。

　　这三个变化叠在一起，就成为了这个乐部继缺血缺氧之后的回环旋律，就成了那一柄飞得慢吞吞，却将我们的后路封得滴水不漏的飞刀。实在是阴险、狡诈。

最后一点血本 >>

话说这个世界上的反派们都是唯恐天下不乱的。水电解质紊乱，缺血－再灌注损伤，凝血功能紊乱这三大乐部向来是同时出现。我们体内的凝血功能紊乱这个时候早就已经加入了这个乐章，和其他乐部一起和声，混出一曲悠长黑暗的恢宏乐章。

亲爱的菲菲，不知道你对于太极拳有没有什么认识。这种拳法最大的讲究是借力打力。利用小股力量去诱使对方出手，然后引导对方的力量去打击对手自己本身。

我不知道死神撒那特斯是哪国人，从长相和出生地来说的话应该是欧洲那疙瘩的，不过从他的《混乱之曲》第三乐部看来，他对于我们身体的破袭，倒是跟太极拳有异曲同工之妙。

在我们身体陷入破魂和混乱之后，无论是由于大量主管凝血的单核／巨噬细胞出现了混乱，或是由于我们身体的危局本身就是由和凝血关系密切的肝脏出现了问题引起，再或者是由于疾病、感染、全身血液循环出现障碍，我们身体中的凝血系统都已经处在十分警惕的状态。

作为一支有着悠久传统的队伍，在我们人类穿行历史长河进化而来的艰难历程之中，凝血系统总是冲在前面，一旦肌体受伤，出现出血的现象，凝血系统马上开始有条不紊地工作。先是分泌细胞们一个个连锁激活，释放出大量的纤维素，在出事地点搭起一座由纤维蛋白构成的骨架。同时利用分泌的物质使这个地区的血管收缩，加大管壁的压力，让出血的势头变弱。然后，大量的血小板开始攀上纤维脚手架，彼此之间越聚越多，手挽着手，不顾血液的冲刷，像滚雪球一样，生成一个越来越大的血栓，将出血的血管区段堵得严严实实。

可以说，这个队伍里面的每一个都是好样的，都是不怕牺牲的，都是一往无前英勇无畏的，但是……

在战场上，只用力气不用脑子的战士是活不长久的。英勇一旦被敌人利用，就成了可悲。

很不幸，撒拉特斯就是这样一个会利用对方莽撞的对手。

当我们的死神大人又一次吹响手中银笛的时候，第三个乐部开始响起。这个乐部就是针对我们的凝血系统来的。原本已经蓄势待发、警惕已久的凝血系统，被音乐一激，早已高度紧张的神经在风声鹤唳之下，完全无法控制，重重地出拳了。

早已经在实战中摸爬滚打过很多次的队伍一旦展开马上就显示出巨大的威力。于是，一时间我们的体内每一条血管都可以看到凝血系统在作业，到处都是血栓在搭建形成。无数英勇的血小板，无数四起的烽烟，书写下一个个可歌可泣的故事。

但是，凝血系统这次上当了。反

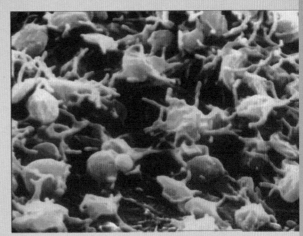

※ 激活后的血小板细胞。被激活后的血小板细胞周边突起，已经跃跃欲试。

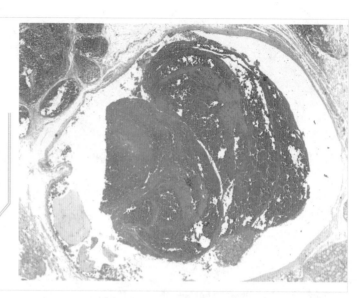

※ 血管中形成的血栓。从图中的切面我们可以看出，周围是圆形的血管切面，中间是混合着血细胞的血栓。

应过度，在我们身体中不分青红皂白，对所有器官组织进行无差别攻击产生血栓的后果，固然堵住了一些出血，但是也堵塞了我们很多器官的营养要道。原本就已经在水电解质紊乱和缺血—再灌注损伤中被沉重打击的器官们再被断了粮道……我们的各个器官，开始出现大规模的功能失常，各项生理机能翻着跟斗向下降，一场不可避免的大崩溃，就在眼前。

而且，刚刚的战斗中，凝血系统图一时之快全力猛攻，不但对自己身体造成很大伤害，还遗留了另一个很大的问题——它们手上已经几乎没有任何弹药了。

也就是说，如果这个时候我们身体再出现出血，我们的凝血系统只有干着急。指挥官已经没有可用的战士，枪中已经没有可以射出的子弹。

我们只有静静地祈祷我们可以度过这个青黄不接的危难时刻。不需要很多，只需要 10 个小时左右，新的血小板就能被补充到最低限度，新的凝血酶就能被生成补充。只需要 10 个小时，我们的凝血系统就能再次生龙活虎，能堪一战。

我们在等待，只能等待。

但是，耳边撒那特斯的笛声已经再次响起。这一次，他的目标是凝血系统中的另一支部队。

世间万物都是阴阳平衡的。我们的凝血系统除了血小板生成血栓凝血之外，还有一支部队专门负责拆除体内的血栓。一方面是官方的凝血部队留下的血栓在伤口止血后需要拆除，另一方面是体内不法之徒留下的违章血栓需要拆除，所以这支部队的人数也很庞大。平日里，凝血体系生成血栓和化解血栓的两支力量相互配合，既保证了及时止血，又能够将血栓对人体的伤害减到最小。

但现在，在撒那特斯上一轮的笛声下，血栓生成部队按捺不住已经完全耗光了手上的本钱，不但到处留下血栓，而且没有任何可以和溶栓队伍相平衡的能力。因为溶栓部队的攻击力也很强大，很多时候会

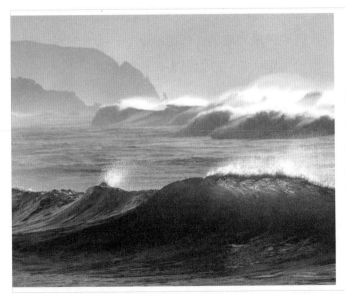

※ 在身体内部细胞相互火拼的混乱时刻，我们的身体中开始出现大大小小的内出血。我们模糊地感觉到，自己很累了，所有的精力都像潮水一样从我们体内退去，我们觉得自己的眼睛越来越睁不开了。

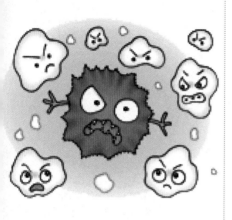

出现将原本不应该溶解的地方误溶的情况，在这种情况下，血栓生成部队必须第一时间赶到填补漏洞。

血栓生成部队已经完全拼光，我们只有默默地祈祷，希望溶栓部队不要在这个时候出现任何过激举动。

但是，笛声又一次响起了。溶栓部队之前眼睁睁看着血栓生成部队满身体乱开火留下大片大片的血栓的时候，就已经按捺不住了。终于有机会出来，整个部队也是憋得嗷嗷直叫，逮着血栓就开拆。而且一边拆，还一边看血栓生成部队的人极端不满意。只要一看到血栓生成部队的兵丁们有任何动静，抬手就是一家伙。

我们的身体原本就已经是在致命的大混乱中，各个地方各种问题层出不穷，出血渗漏的情况时有发生。但是现在，在撒那特斯的蛊惑下，我们的血栓生成部队已经几乎没有任何的实战能力，再加上溶栓部队在极度兴奋和愤怒之中对血栓生成部队抵死镇压，我们的身体中开始出现大大小小的内出血。我们模糊地感觉到，自己很累了，所有的精力都像潮水一样从我们体内退去，我们觉得自己的眼睛越来越睁不开。那一瞬间，我们看到了床边的撒那特斯，我们无比清楚地意识到，我们已经到了这条沉睡之路的尽头了。

但是，生活了一辈子，我们对这个世界还有很多不能割舍的地方。我们体内的斗志也提醒着自己不能够就这么认输。于是在水电解质紊乱、缺血—再灌注损伤、凝血功能紊乱三大乐部合奏的情况下，我们还是没有放弃。我们的眼睛，开始无比留恋地打量着我们身边的亲人，我们的心中涌动起无数的念头。无数的话语争先恐后地向我们的嘴边涌来，以至于大家紧紧挤在一起，谁也不能被说出口。我们想笑，也想哭，所有的念头都汇成一个念头，我还想在这个世界上继续生活。

于是，我们动员起身体内每一个细胞。所有的器官都知道我们已经到了最后的时刻。它们不再像身体刚刚遭受打击时那样隐忍和谨慎，所有的细胞把自己压箱底的家伙都掏了出来。它们知道，最后的时刻，就要到了。我们的身体在这个时候，异常顽强，异常坚韧。

撒那特斯看着我们，默默一笑，在他的银笛上

吹出了第二个乐章《死亡的瀑布》。一时间，死亡的来临骤然加快，我们身体中所有的矛盾一时间全部爆发，我们身体里面所有的力量全部失去了控制。我们体内的防御力量总动员，所有的细胞在已经无法控制的恐惧中作出对死亡最本能的反应。我们体内，无数的炎性因子四处泛滥，我们的身体对于死亡出现最本能的应激反应。

但在这个时候，我们最需要的是秩序而不是勇猛的拼杀。所以，体内无数的炎性因子带给我们的是机体代谢紊乱，微血管通透性增加，组织血液灌流不足，血液凝固性异常。而这一切又使得我们身体中的细胞们更加恐慌，于是更多的炎性因子被释放。一层一层，一级一级，就像瀑布一样，我们身体的崩溃，越来越不可阻挡。

其中，第一幅图中和红细胞在一起的白细胞 RBC 为红细胞，WBC 为白细胞；第二幅图为各种白细胞；第三幅图为淋巴细胞。第四幅图为巨噬细胞吞噬大肠杆菌。这些细胞合称炎性细胞。

这个时候，由于体内早已乱套，原来的防御力量基本都陷入内战之中，于是各种病原体开始侵入，或是在我们体内疯狂地扩张，就连我们胃肠道中原来温顺的正常菌群也开始犯上作乱。于是，在我们原有起始出问题的器官的基础上，其他的器官也开始出现问题。

此起彼伏，环环相扣，一个个器官衰竭，一个个重镇失守。死神的笛声开始在我们身体中一处接一处地响起。我亲爱的菲菲，这个时候，也就是医生们所说的多器官功能衰竭期到了。

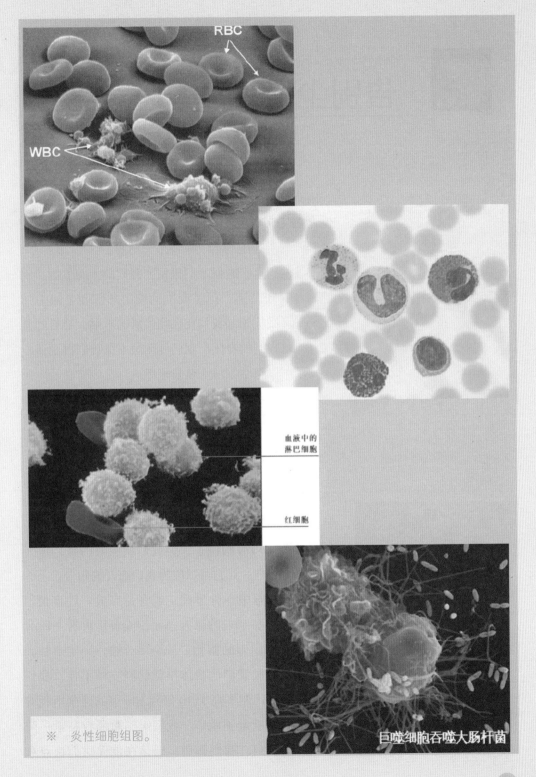

※ 炎性细胞组图。

GAOBIE CHENSHI
告别尘世 >>

我们已经走完了沉睡之路，就要由无法抗拒的生命法则带着我们去到最后的安睡了。撒那特斯已经开始吹奏起他的第三章音乐《别曲》。

是的，这个时候我们很留恋我们的人间生活。我们看起来很茫然，但是我们的脑中却像开了锅一样的翻腾。我们想起我们在人间最后的叮嘱，最后的交代，但是我们的身体早就已经无法支撑我们再说话，再举动了。整个系统，就要崩溃。

但是，我们实在是割舍不下。于是我们的身体对每一个细胞下达了最后的命令：积攒和动员自己所有的力量，为我们在这个世界的最后时刻画上一个圆满的句号。于是，原本微弱的心跳开始强起来了，我们的呼吸开始有力而平稳，原本或铁青或蜡黄或萎缩的脸上开始出现血色，我们甚至可以动了，我们甚至觉得有些饿了。但我们最想要的是，做一件标志性的事，让它可以成为我们离开的句号。

或者是叮嘱一件事情，或者是完成一件事情，或者是见自己亲近的亲人一面，或者是再看一眼我们投入心血最多的器物。一个字，快，一定要快。因为这个时候我们的身体早就已经支撑不住，我们是在比平时代谢率高上 10 倍到 100 倍的速度消耗着身体里面的能量和精华。我们听到撒那特斯紧一阵慢一阵的笛声。我们知道，那是在催促我们快点和

※ 长路。我们要敬畏天地间的法则，用平常的心态来看待我们的人间之旅，看待这段旅程最后必然的沉睡之路。

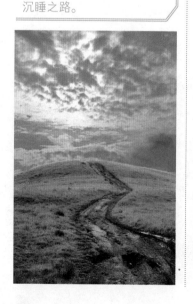

他一起离去了。

回光返照永远都只是一小会儿。这样超负荷运转下的身体，比平时更容易感觉到疲倦。而且，我们也听到，撒那特斯的曲子已经到了最后的一章。

于是，我们觉得好困。在我们小时候十年寒窗的时候，我们没有这么困过；在我们年轻时吃苦耐劳闯荡世界时没有这么困过；在我们承受着人生最大压力的中年时期，我们没有这么困过。

很安详地，就像是童年我们躺在妈妈的怀中，合着模糊的歌谣，我们慢慢睡去了……

菲菲，爷爷看过很多人的临终，在最后的一刻，他们基本都不再恐惧，脸上一般都不外是两种表情：安详，或是留恋。

亲爱的菲菲，爷爷的故事讲完了，你也知道我们是怎么一步步走完沉睡之路的了。死亡永远不是可怕的事情，也永远不需要我们去过于耿耿于怀。我们要知道，执掌死亡的撒那特斯其实并不是代表着恐惧和失去，他代表的是另一段路程的开始。

我们的眼睛，要更多地看着我们现在的生活。珍爱健康，正视死亡，开心过好我们珍贵的每一天，爱护我们的身体，不要让它透支，不要让它太快地老去。但是我们也要敬畏天地间的法则，用平常的心态来看待我们的人间之旅，看待这段旅程最后必然的沉睡之路。

安乐死的由来

安乐死(Euthanasia)一词源于希腊文Euthanatos。在希腊语中，"eu"意指好的、幸福的，"thanatos"则代表死亡，因此Euthanatos原意是指善终、舒适无痛地死亡，是"快乐地死亡""尊严地死亡"之意。

※ 安详的死神。撒那特斯（Thanatos）、许普诺斯（Hypnos）这对睡神和死神孪生兄弟正在并肩休息。

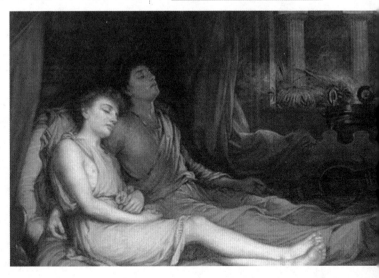

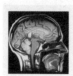

附录：人体老化过程

脑	十八九岁后开始走下坡路，到了 45 岁以后由于神经细胞的变性和胶质的增生，我们脑的重量逐渐变轻，50 岁以后容易发生中风。
眼	从 20 岁左右开始定型，以后走向衰老。60 岁左右易患白内障。
耳	30 岁左右开始听力下降，女性进入中年后部分会发生美尼尔森综合征。
舌	从我们出生后就开始衰老，到了 80 岁左右基本丧失味觉功能。
鼻	十六七岁以后嗅觉开始下降，50 岁后嗅觉下降明显。
胃肠道	随个人的爱护情况不同，早的从 20 岁左右就开始出现老化，晚的一直到 40 岁左右才出现明显的老化。
肝脏	从 25 岁左右开始老化。
心脏	30 岁起心肌出现肥大，50 岁左右出现心脏传导功能的下降。
血管	从出生后就出现动脉粥样硬化，但是到 30 岁以后才出现明显的血管老化。
肺	没有吸烟习惯的一般 40 岁左右出现老化情况，有吸烟习惯的时间可以提前到 25 岁。
男性生殖系统	25 岁以后开始走下坡路。
女性生殖系统	28 岁以后生育能力明显下降。
甲状腺	一般 40 岁以后开始出现明显的功能下降，女性比男性明显。
胰腺	35 岁以后功能下降，导致身体消化系统的连带功能下降。
肾上腺	男性 50 岁左右出现明显的衰老，女性衰老的时间比男性更早。
垂体	40 岁左右的中年出现衰老。
免疫系统	胸腺扁桃体等腺体从 14 岁左右就开始萎缩。皮肤的衰老从 16 岁左右开始。淋巴巨噬等免疫细胞的衰老比较晚，一般 50 岁左右才出现数量和功能的明显下降。
肾脏	肾脏的衰老从 30 岁左右开始，但是 50 岁左右才出现明显的功能下降。
前列腺	一般 35 岁左右开始出现增生。